〈死〉を招く、人間ドック、健康診断…

新装版
ガン検診は
受けてはいけない！

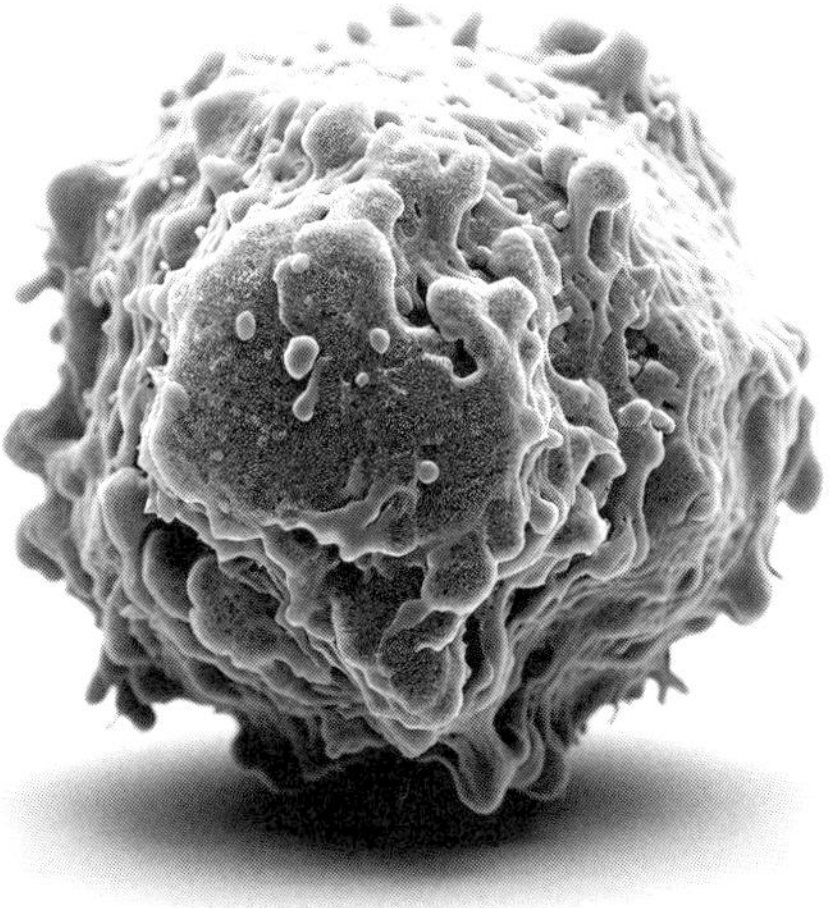

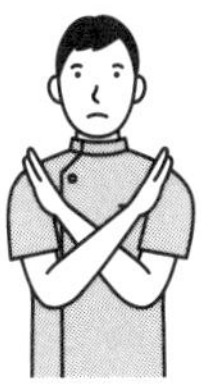

著・船瀬俊介

[新装版]ガン検診は受けてはいけない!

〈死〉を招く、人間ドック、健康診断…

カバーデザイン　森瑞（4Tune Box）
組版　Hachiya

推薦の言葉

森下敬一（医学博士・国際自然医学会会長）

ガン学会会長、「早期発見」「早期死亡」の悲喜劇……

●治療もまちがい、栄養療法もまちがい

ガン検診の「早期発見」「早期治療」を、初めに提唱されたのが田崎勇三博士です。

田崎先生は東京帝大卒、癌研院長から日本癌学会会長まで歴任されたが、その亡くなりかたが尋常でなかった。

右上顎奥歯の歯肉に異常を感じて、細胞検診をしたらガン細胞が2、3個見つかった。

「これはガンだ！」

まさに「超早期発見」です。すぐに〝治療〟にかかった。

放射性コバルトの針を歯茎に埋め込み留置した。放射線でガン細胞をやっつけようとしたんです。

「超早期治療」でした。

さらに「ガンと戦う栄養を付けなければ」と朝からステーキやすき焼きを食べまくった。これはとんでもないまちがい（動物たんぱくはガン増殖させる！）。

するとガンは治るどころか、あれよあれよというまに膨れ上がり博士の面相も変わってしまった。その後、手術など大変な騒ぎになったが半年足らずで亡くなられた。昭和38年5月没……。「超早期発見」が「超早期死亡」という皮肉な結果になったのです。

先生はそれを信じてやられた。東大栄養学の先生も参加して〝最高〟の療法を施した。しかし、治療もまちがい。食事もまちがい。〝最高〟の権威が〝最低〟の結果に終わった。壮絶な〝人体実験〟でした。

この悲劇がすべてを物語っています。先生の死を無駄にしてはいけない（本文参照）。

●癌センター歴代総長バタバタ、ガン死

田崎先生だけでなく、がんセンターの歴代総長が初代から軒並み、ガンで亡くなっています。初代総長、田宮猛雄（胃ガン、74歳）。二代目、比企《ひき》能達《よしたつ》（喉頭ガン、75歳）、三代目、久留《くる》勝《まさる》（結核、68歳）、四代目、塚本憲甫（胃ガン、70歳）、五代目、中原和郎（心筋梗塞、80歳）、六代目、石川七郎（肝臓ガン、76歳）……。

6人のうち4人がガンで死んでいる。だからいかに強弁してもダメです。つまり「治療法が成立してない」。抗ガン剤、放射線、手術……全部、同じ過ち。「治療」が逆に命を縮め、〝殉職〟された。

一般人にとって、こんなに恐ろしい話はない。

一方でガンを造り、他方で殺す！ 恐ろしいマッチポンプ

●年間〝ガン利権〟20兆円の戦慄…

１９９０年、〝チェコ・リポート〟では、肺ガン検診を受けた人ほど「肺ガンにかかり」「肺ガンで死に」「早死にしている」。他のガンもまったく同じ……。

今の文明社会そのものが〝造ガンシステム〟〝ガン増殖培養器〟のマッチポンプ。一方でガンを造り、他方で〝始末〟する。まったく恐ろしい世の中です。

テレビ、新聞も「放っとくと大変なことになる」と脅し、「病気造り」に大きな貢献をしています。大学医学教育も本当のことを教えない。と言うよりは、真理を知らない。医学の基礎からただすことが必須。病院は何十億円もの借金返済の経営戦略が先立つ。患者の命は眼中にない。年間ガン利権は20兆円は下らないでしょう。

●検診は〝改札〟、治療は地獄行き〝新幹線〟

現代医学はこの現行の愚かな道を突っ走ってカベにぶつかり全壊した上で、ゼロからスタートしないと問題解決は難しい。

今のガン医療は〝地獄行き新幹線〟。ガン検診はその改札口ですね。

自分の健康チェックは自分ですることです。

〝無知〟ほど恐ろしいことはありません。

本当のことをきちんと書いた本がもっと売れる必要があります。一般人はもっと本物を勉強すべきです。

その意味で船瀬さんのこの本を読んで、健康自衛を図ってもらいたいですね。（談）

――イスラエル全土で病院がストをしたら、全国死亡率が半減した。ストが解除されたら、死亡率はもとにもどった――

（エルサレム埋葬協会）

まえがき

〝ガン〟と診断されても9割はガンじゃない

●2人に1人ガン、3人に1人死ぬは嘘

「ガン検診は受けてはいけない……」

こう聞いたあなたは、あぜんとして声もないでしょう。

「冗談じゃない！」「正気で言っているのかッ」。おそらく、やはり99％の日本人は憤然として肩を怒らせるはずです。

では、あなたは、なぜガン検診を受けられるのですか？

「それはガンにならないために決まっているだろう！」

そのとおり。ほとんどの日本人がガン検診をまじめに受けるのは「ガンになりたくないから」です。ガンでだれも「死にたくない」。なのに、厚労省は「いまや日本人の2人に1人がガンにかかり、3人に1人がガンで死んでいる」と脅《おど》します。

そもそも、こんなに多く日本人がガンになる訳がない。

近藤誠医師（慶応大学医学部）は、明解にこう言いました。

「……〝ガン〟と診断されても、9割はガンじゃありません」

――それは、なんですか？　とたずねると。

「……ガンもどきです」

――良性ということですね。

「……そうです。だから何もしなくていい」

近藤先生は、それを〝放置療法〟と呼んでいた。

「ガンと戦うな！」それは「病院に行くな！」という意味だ。

森下敬一博士（前出）は「ガンは血液の汚れから生じる」と断言しておられた。

つまり、ガンの役目は「血液浄化装置」であり「患者延命装置」なのだ。

だから、断食、菜食、温浴……などで血液をきれいには、心身を暖めれば、ガンはいやでも消えていく。

しかし、厚労省は2人に1人がガン、3人に1人が死ぬ……と嘘で脅す。

これが、医療マフィア〝病人狩り〟の始まりなのだ。

〝ガン死者〟の8割は猛毒抗ガン剤等で〝殺された〟

●年間20兆円、ガン利権の犠牲者

あなたもページをめくるたびに驚愕《きょうがく》するでしょう。

あなたの心のなかにあるガンに対する〝知識〟や先入観。それは製薬メーカーや病院、政府（厚労省）、マスコミによって刷り込まれたものです。

〝かれら〟は年間約20兆円（推計）ものガン利権でつながっています。

抗ガン剤はタダ同然、たんなる猛毒物質にすぎません。

それが『抗ガン剤』と医薬品ラベルをペロッと貼った瞬間に注射器1本（10cc）700万円（!）のダイヤモンドに化けるのです。

この〝悪魔の錬金術〟がガン利権のすべてを物語ります。

そうして〝ガン死〟とされるひとびとの約8割は猛毒抗ガン剤、有害放射線、不要手術の〝三大療法〟で命を奪われているのです。

「毎年38万人がガンで亡くなっている」と厚労省は発表します。しかし、その8割、**約30万人は猛毒抗ガン剤などによる重大副作用で〝殺されている〟のです**（第6章190ページ参照）。

あなたは耳を覆《おお》いたくなったはずです。あまりのむきだしの真実は、だれしも受け入れたくありません。しかし、その真実にむきあってください。あなた自身の命をまもるために。そして、あなたの愛するかけがえのないひとの命をまもるためにも……。

「ガン検診を受けてはいけない」12の理由

①検診を受けた人ほどガンになり早死にする（チェコ・リポートの衝撃）。

１９９０年、チェコスロバキア（旧）で６３００人を対象に行った実験があります。結果は肺ガン検診を受けたグループAのほうが、受けなかったグループBより①**多く肺ガンにかかり**、②**多く肺ガン死し**、さらに③**多く死んでいた**。アメリカによる追試でも、まったく同じ結論が出ました。ガン検診を受けるほどガンにかかり早死にする。なら、「ガン検診を受けないほうがいい」。子どもでもわかるでしょう（30ページ参照）。

②胃ガン、大腸ガン、乳ガン、子宮ガン検診も有害無益。

肺ガン検診で発ガンした最大理由はレントゲン検査時のX線被ばくです。ところが肺ガン検診に比べて、胃ガン集団検診でも被ばく量は6倍。バリウム検査のX線被ばくは３００倍です。さらに大腸ガンのバリウム検診は、そのまた3倍……！〝チェコ・リポート〟よりさらに強烈X線を被ばくするのです。検診を受けたひとほど胃ガン、大腸ガンが発ガンし、ガン死して、早死にする。それは、とうぜんです。「乳ガン検診も海外の実証試験により総死亡率を減らす効果がない」（近藤誠医師、慶応大学医学部）。「子宮ガン検診は効果がない」（岡田正彦教授、新潟大学）（74、

75、80ページ参照)。

③人間ドック検診は多量X線被ばくで二次ガンを増やす。

日本人は毎年300万人以上が人間ドックに通っています。しかし、海外には人間ドックどころか、発想そのものがないのです。例年の「ドック入り」は日本人だけの〝奇習〟です。人間ドックは、ガン集団検診よりも〝念入り〟に、X線検査するため「もっとも二次ガンが発生しやすい」と専門家は警鐘を鳴らしています。ドックはガン患者製造施設だったのです(106ページ参照)。ドック受診者の9割が〝異常値〟を「警告」されています。ドックの正体はさらなる〝病人〟の製造ビジネスだったのです。

④子宮頸《けい》ガン・ワクチンは「無効」で死者が続出している。

子宮頸ガンはウイルスで発症する……と政府(厚労省)は150億円もの予算を請求。しかし「子宮頸ガンワクチンは全く無効。ウイルスは弱すぎてガンを絶対に作れない」(鶴見隆史《つるみたかふみ》医師、鶴見クリニック院長)。ワクチンは防腐剤など毒物エキスなので「120人の少女に接種して4人死亡」など死亡事故が続発しています(100〜103ページ参照)。

⑤ガン検診の「要精密検査」「告知」などの恐怖で発ガン。

ガンを防ぐのは免疫細胞の一種NK(ナチュラルキラー)細胞など。かれらは、ガン細胞を攻撃する頼もしい味方です。これら免疫細胞は、精神力（気力）が落ち込むと比例して減少します。ひとびとは「ガンは死病」と頭に刷り込まれ洗脳されています。検診の不安でこれらＮＫ細胞は減少し、逆にガン細胞は増殖する。さらにガン告知の衝撃と恐怖で気力10分の1になりＮＫ細胞も比例して激減。ガン細胞は反比例して激増！　検診はガンを防ぐどころか不安ストレスを煽り、ガン激増に一役買っているのです（67ページ参照）。

⑥赤ん坊から年寄りまで毎日約５０００個ガン細胞が生まれる。

最近のガン検診は「ガンを細胞レベルで発見する」といいます。ところが、近年の研究で赤ちゃんから老人まで、だれでも毎日平均５０００個ガン細胞が生まれていることが判っています。それでも健康なのはＮＫ細胞などのおかげです。成人なら体内に数百万から数億個のガン細胞があるのが「正常」。細胞レベルの「ガン検診」をするなら、ガン細胞が見つかるのもあたりまえ。するとうむをいわさずガン患者のレッテルを貼る。こうして健康な人が〝ガン患者〟にでっちあげられ抗ガン剤で〝毒殺〟されているのです（１９４ページ参照）。

⑦老衰で大往生お年寄り8割に、〝ガン〟はあたりまえ。

それでも、お年寄りたちはガンで亡くなったのではない。だからガンはあるのがあたりまえ。年をとるとガンもおとなしくなり平和共存しているのです。それを「早期発見」「早期治療」で、猛毒抗ガン剤や有害放射線でいじめると、ガンは兇暴・悪性化するのです。こうして「早期死亡」とあいなる（48ページ参照）。

⑧「ガンの定義」が存在しないのに〝ガン〟検診とは⁉

「定義」の無いモノを〝発見〟しようとしている。じつに不可解です。

「ガン検診で発見される〝早期ガン〟は放っておいてよい良性の〝ガンもどき〟。ところが病理医は、細胞の〝顔つき〟〝人相〟で〝悪性ガン〟にしてしまう。そして有害無益な抗ガン剤・放射線・手術の〝三大療法〟で叩く」（近藤医師）。するとガン細胞は自らの遺伝子を変化させ悪性化、兇暴化して患者を殺す（49、53ページ参照）。

⑨細胞検診で8〜9割、「シロ」が「クロ」にされている。

「細胞診のガン判定も細胞の〝顔つき〟で『クロ』と決めている。そのほとんどは良性の『シロ』なのに。迷った時は大御所が『クロ！』といったら『クロ』になる。こうして8〜9割の良性『シロ』が、いっしょくたで『クロ』にされています」（昇幹夫医師）（54ページ参照）。

⑩「早期胃ガン6〜7年変化しないは専門家の常識」

「早期胃ガンを6〜7年間放置してもほとんど変化しない」「胃ガンを放置したら2倍になるの

に最長8年もかかった」。これらは医者の常識。それは他のガンもおなじ。だから「ガン細胞が見つかった！　即手術」と急かせる医師はサギ師にひとしい（51ページ参照）。

⑪ガンはストレスと気力で大きくなったり小さくなったり。

「一度ガン細胞が生まれると宿主《しゅくしゅ》である患者を殺すまで増殖する」（ウィルヒョウ理論）。これは150年以上も昔の「ガン細胞無限増殖論」です。当時の大御所ウィルヒョウはＮＫ細胞の存在にすら無知でした。なのにこのカビの生えた〝理論〟が、いまだ医学教科書の中枢を占めている。そうして無知蒙昧《むちもうまい》な医者が大量生産されている！「小豆大のガンが強い精神力で一晩で消滅することもある」（安保徹《あぼとおる》教授、新潟大学医学部）。逆に精神力が落ち込めば反対も起こりえます。こうして、ガンは大きくなったり、小さくなったりしているのです。たまたま大きくなったときにガン検診で〝発見〟されるのはアンラッキーとしかいいようがない（64ページ参照）。

⑫全米最高水準検査でも誤診率４分の１、科学論文半分以上が無効！

「異常」と診断された患者を再検診したら99％が「正常」と診断されたアメリカの例も。Ｘ線写真の読影ではＸ線技師の24％が、他の技師の読影と異なっていた。同じ写真を再度見せると31％が以前と異なる結論を出した。「このように検査は〝占いの儀式〟の類いでしかない」（メンデルソン医師『医者が患者をだますとき』ＰＨＰ文庫）（62ページ参照）。

以上――。これらは本書のほんの一部にすぎません。

あなたは、ただただ絶句なさったことでしょう。現代の医療は、もはや病人を治す医療から遠く離れてしまいました。

メンデルソン医師（前出）は「1割の救命医療だけを残して、9割の医療がこの世から消えてなくなれば人類はまちがいなく健康になれる」と断言しています。

冒頭、イスラエルの「エルサレム埋葬協会」報告を読んでください。

イスラエルのひとびとは、半分が病院で〝殺されていた〟のです。

これは世界中の現代医学が抱える深く暗い〝病〟です。

まずは、あなたや、愛する家族を〝殺す〟病院に行ってはいけません。

ガン検診などの〝検診〟は、その入り口なのです。

あなたの愛するひとにも教えて上げてください。

命はひとつしか、ないのですから……。

第1章

長生きしたけりゃ病院行くな！
ついにマスコミも衝撃告発

「検査は受けないほうがいい。病気つくるだけ」

●「病院に行くな！」雑誌の衝撃特集

「長生きしたければ、病院に行くな」

衝撃のタイトルは『週刊現代』（２０１０／7／17・24合併号）特集記事（図1）。

さらに「全国民必読」と銘打ち「**人間ドックが『二次がん』を引き起こし、肺がん検診を受けると寿命が短くなる**」と続く。

『週刊現代』の新聞広告を見ただけで「ついに……」という思いにとらわれた。わたしが十数年来、言い続けてきたことを、ついに大手マスコミも唱え始めた。感慨無量《かんがいむりょう》とはこのことだ。

同誌の見出しは、さらにこう訴える。

「――余計な検査は受けないほうがいい。病気を作るだけだから」

まさに、そのとおり。この勇気ある「特集」は、「医学部教授、有名医師、医療ジャーナリストがあえて指摘」した真実ばかり。その内容も……「検査で体調がおかしくなった」「がん検診で寿命は延びない」など、わたしにとっては常識だが、読者にとっては、まさに驚天動地《きょうてんどうち》の内容が続く。

同編集部にも大きな反響が寄せられているという。

図1

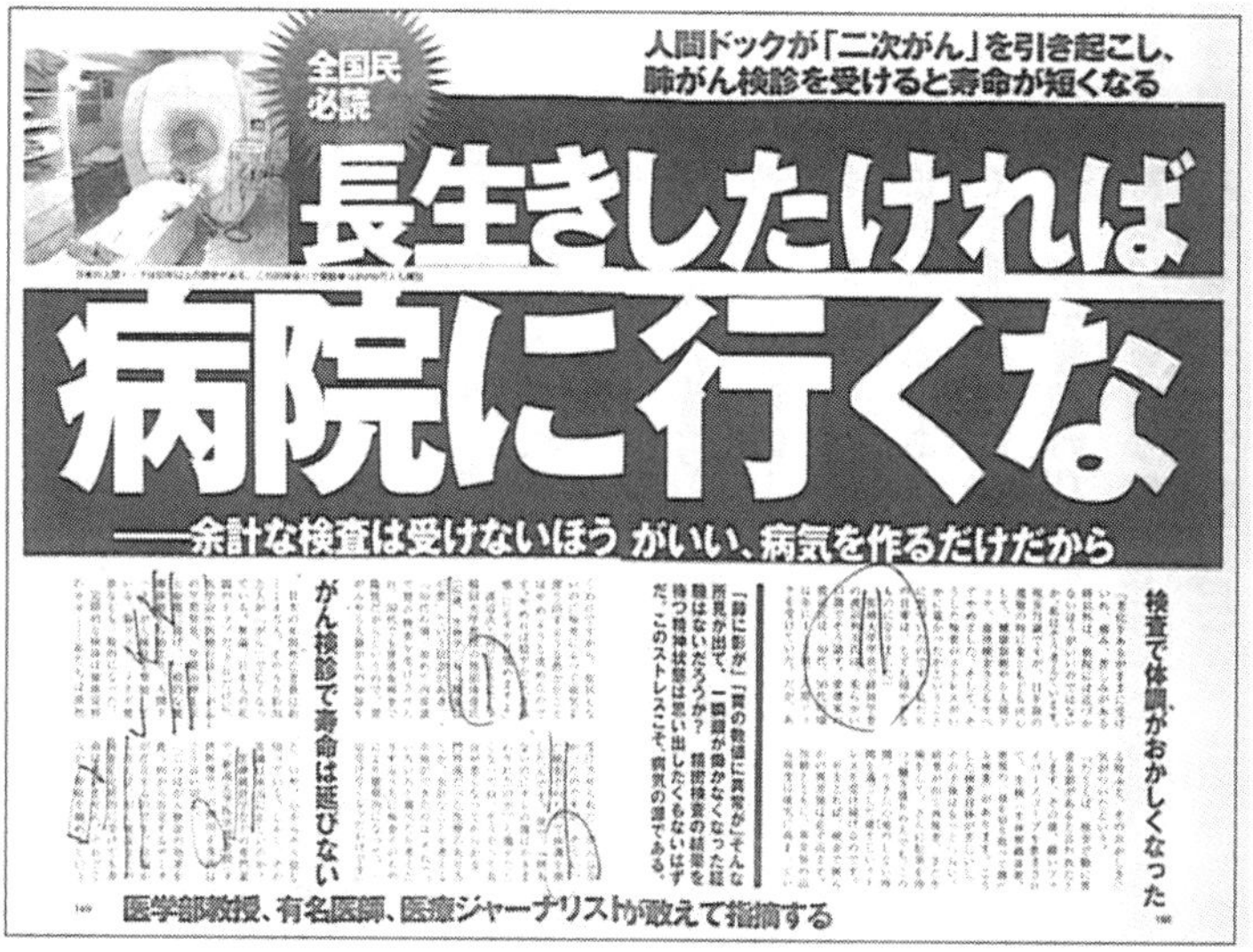

全国民必読

人間ドックが「二次がん」を引き起こし、肺がん検診を受けると寿命が短くなる

長生きしたければ

病院に行くな

——余計な検査は受けないほうがいい、病気を作るだけだから

検査で体調がおかしくなった

「肺に影が」「胃の粘膜に異常が」そんな所見が出て、一週間が落ち着かなくなった経験はないだろうか？ 精密検査の結果を待つ精神状態は思い出したくもないはずだ。このストレスこそ、病気の源である。

がん検診で寿命は延びない

医学部教授、有名医師、医療ジャーナリストが敢えて指摘する

■衝撃特集で、大手マスコミも真実を訴えた！

（出典『週刊現代』2010／7／17・24特集）

●「病院に近づかないほうがいい」

この特集はつぎのようなコメントから始まる。

「……老化をあるがままに受けいれ、痛み、苦しみがある時以外は、病院には近づかないほうがいいのではないか」

これは71歳になる拓殖大学学長で経済学者でもある渡辺利夫氏の感慨。11年前の還暦をきっかけに奥さんともども決心したという。

「健康診断やら人間ドック、血液検査さえもすべてやめました」

そして——。夫妻は気づいた、という。

「そうした検査のストレスがいかに重かったかということに……」。そして、しみじみと語る。

「私たちの**日常は、とても穏やかなものになりました**」

氏は40代、50代の頃は年に1~2回、人間ドックを受けていたという。ところが、あるとき、その〝おかしさ〟に気づいた。

検査で「肺に異常な影がある」と言われた。すると、そのあと細いファイバースコープを飲まされた。それで生検を施された。生体組織の一部を切り取って調べる検査である。「こうした検査自体が苦しいし、その予後はもっとつらい。結果が出て再検査、また生検をして、さらに結果を待つ。働き盛りの人でも、この間、生きた心地のしない時間を過ごして凄《すさ》まじいストレスを受け続けるのです」(渡辺氏)。

「検査」「クスリ」「病院」サヨナラですっきり

●検査やめれば穏やかな〝身体感〟

渡辺氏は次のように、さとってあらゆる検診を拒否した。

「年をとれば、検査で何らかの異常値は必ず出ます。加齢とともに、異常値の出る頻度は確実に高まっていくわけですから、症状もないのに**検査によって病気を探り出すような愚かなことはやめよう**と決めたのです。やめれば穏やかな〝身体感〟に必ず目覚めますよ」

ここで「穏やかな〝身体感〟」とは、たいせつなキーワードだ。

それは、わたしが日ごろ感じている〝身体感〟である。いわば至福と感謝の心地好い〝身体感〟である。わたしは「**検査は受けない**」「**クスリは飲まない**」「**病院に行かない**」の〝**3ない主義**〟である。

かつての渡辺氏のように定期的に様々な検査を受けていたら、こうはいかなかったはずだ。まず、検査のたびの不快、苦痛、恐怖……。

インターネットで調べていたら「苦しくない内視鏡検査」をPRしている病院があった。これは逆にいえば内視鏡検査は苦しいことを認めているわけで、苦笑した。

『釣りバカ日誌』という喜劇映画で、西田敏行扮する主人公のハマちゃんが内視鏡検査を怖がって逃げまくる場面があった。結局、無理やり押さえ付けられ横向きにされて内視鏡を飲まされるのだが、そのゲェゲェ泣きわめく迫真の（?）演技に、わたしは死ぬまで内視鏡検査など受けないゾと決心した。

検診、受けた人ほどガンで早死に！

●ガン死8割は医療ミスの衝撃

検査で、もっとも気になるのがガン検診だろう。

政府（厚労省）は毎年約34万人が「ガンで死んでいる」と公表している。

しかし、この数値自体がペテンだ。なぜなら、そのうち**8割の約27万人は、抗ガン剤などのガン治療の重大副作用で死んでいる**からだ。

つまり、わが国のガン死者の8割が重大な医療ミスによる犠牲者たちなのだ（拙著『抗ガン剤で殺される』花伝社、参照）。

サリドマイド事件や薬害エイズなど、これまでにも日本人は深刻な医療過誤事件にさらされてきた。しかし、年間27万人もが犠牲になっている……医療過誤事件など空前絶後だ。悲劇はあまりに壮大だと、人々は却《かえ》ってその事実に鈍感になってしまう。人はあまりにあからさまな真実を前にすると、ただ受け容れがたく、それを拒絶してしまうものなのだ。ぎゃくに言えば「小さな嘘はすぐばれる。しかし、大きな嘘は絶対ばれない」（ヒットラー、『わが闘争』より）。

ガンによる死者の8割が、じつは医療過誤で〝虐殺〟された犠牲者たちである……という真実こそ、まさにそれに該当するだろう。

だれもがガンでは死にたくない。そう思ってガン検診に殺到する。

しかし、ガン死者の8割は、ガンで死んだのではなく、ガン治療で〝殺された〟のだ。

ならば、**恐ろしいのはガンというより、むしろガン治療**のほうだ。ガンを恐れるのではなく、ガン治療を恐れなくてはならない。その戦慄の実態を調べ、学び、理解する。それが、ガン検診になだれを打って病院へ向かうより、先の話である。

しかし、全国のクスリ信仰、病院信仰、お医者さま信仰の〝善男善女〟たちは、この驚愕の真実には、いっさい気づいていない。まさに、無知ほどおそろしいものはない。

厚労省はガンマフィアの中央指令本部

●ガン利権20兆円と仕切り分配

年間114万人の死亡者のうち約4分の1がガンという。その一疾患の医療過誤死が27万人というのもすさまじい現実である。だから「ガン治療の医療過誤死は日本人の死因1位である」が正しい。

厚労省や医学界さらに製薬資本などが、この真実を認めることは未来永劫《みらいえいごう》、絶対にない。認めてしまうと、これはかれらが業務上過失致死罪（刑法２１１条）を犯した重大犯罪人であることを自供したことと、同じだからだ。

かれらは推計、年間約20兆円にもたっするガン治療利権を独占している。慶応大学医学部の近藤誠医師は「世界にはガン産業という利権業界が存在する」という。ガン産業といえば、聞こえはいいが、その正体はガン・マフィアである。そして、「その中央司令部は国家なのです」（近藤医師）。

つまり、政府**（厚労省）こそが約15兆円という防衛費の3倍もの巨費利権の采配をふるう中枢本部**なのだ。このガン・マフィアの中央司令部が、国民に対して「ガン撲滅《ぼくめつ》！」を訴える。これは、まさに暴力団が「暴力追放！」を唱《とな》えるに等しい。

●「早期発見」「早期治療」のワナ

それでは、このガン・マフィア司令部は「ガン撲滅《ぼくめつ》！」のため国民に何を呼びかけ、指導しているのか？

それが「**早期発見**」「**早期治療**」である。

「医学界や医療行政も、それを**至上命題に掲げ**、**一般的な健康診断から始まり、人間ドック、ガン検診を奨励している。脳ドック、メタボ健診なども一般的**になった」（『週刊現代』前出）。

それどころか企業の従業員や公務員等は、毎年、健康診断が法的に義務づけられている。

また、弁護士などの各専門職や有資格者も健康診断が法的に義務化されていることを知って驚いた。

わたしの高校時代の同窓生Mは鹿児島で弁護士を開業している。

久しぶりに同窓会で再会したら、週に3回、人工透析しているという。かれの説明では弁護士に義務化されている健康診断で腎臓異常が見つかり、人工透析処置が強制されたのだ。

「その前に食事療法だろう！」と叫びたくなった。腎臓病のほとんどは食事療法で完治する。

だから、Mは、この適切な治療を受けていれば、人工透析のベッドに週3回も横たわることはいっさいなかったのだ。

しかし、現代医療現場で、適切な食事療法を患者に施している病院は、皆無に近い。

Mは、法的に強制された検診のために、人生の後半を破壊されたといってよい。

すでにガン検診のワナは証明されている

●チェコ、米国、二大研究の衝撃

「定期的検診は健康保持のカギ」と、われわれはそう信じている。

しかし、その常識は根底から覆《くつがえ》される。

『週刊現代』特集に登場する岡田正彦教授（新潟大学医学部）。彼は医療統計学の権威。『がん検診の大罪』（新潮選書）という著書もある。

「じつは、ガン検診の効果を真っ向から否定するデータが存在するのです」

『週刊現代』（前出）で、岡田教授は驚くべき証言をする。

「結論から言えば、がん検診などの検査を定期的に受けても寿命は延びません。それどころか、寿命を縮めるという結果すら出ているのです」

あなたは耳を疑うだろう。

つまり「**ガン検診を受けた人ほどガンになり、受けた人ほど早死にする**」という。

ガン検診信者にとっては、天地がひっくりかえるほどの驚きだろう。

岡田教授のいう、**ガン検診有害論**はすでに20年前に発表されている。それが**１９９０年、チェコスロバキア（当時）**の研究報告で**〝チェコ・リポート〟**と呼ばれる。

わたしは独自に、この〝チェコ・リポート〟について各方面に取材した。そして、次の詳細がわかった。

検証されたのは肺ガン検診である。

肺ガン検診の方式は各国共通している。胸部レントゲン撮影と喀痰《かくたん》検査である。

当時、肺ガン検査の有効性を確認するための大がかりな調査が実行された。具体的方法は以下のとおり。まず健康な男性６３００人（全員、喫煙者）を集めて2つのグループに分類した。

Aグループ：年2回肺ガン検診を3年間続けて受ける。

Bグループ：肺ガン検診をまったく受けない。

Aの検診内容は、①**胸部レントゲン**（**X線**）**写真**、②**喀痰《かくたん》細胞診**。この診断法は、顕微鏡で痰の中のガン細胞を調べる手法。

さて──。

3年間の観察が終了した。次に、さらに3年間、その後の健康状態が追跡調査された。A、B両グループとも年1回ずつ胸部レントゲン検査を受けてもらい、両者の肺ガン発症率を比較した。

……その結果は驚くべきものだった。

出てきたデータは（1）**肺ガン発生数は、A：108人、B：82人、ガン検診を受けたグループのほうが多かった**。**さらに**（2）**肺ガン死亡者数は、A：64人、B：47人**。（3）**総死亡数は、A：341人、B：293人──という結果だった**。つまり、「定期的に検診を受けた」ほう（A）により多く肺ガンが発生し、肺ガン死も多く、総死亡者も多かった。検診を受けなかった（B）のほうが肺ガンも肺ガン死も、総死亡者も少なかった。（次頁グラフ参照）。

岡田教授は次のように証言する。

「ふつうに考えれば、きちんと検査を受けてきたAグループのほうが、そうでないBグループより肺がんになる割合も、死亡率も少なくなるはずです。ところが、結果は逆でした。**検診を受けていたAグループのほうが多く肺ガンになり、（Bに比べ）より多くそれで死亡していたのです**」（同誌）。

ガン検診を受けた人ほど発ガン、早死にする！

（チェコ・リポートの衝撃）　＊1990年、対象：喫煙男性6300人

肺ガン検診を受けた群（A）は、検診を受けない群（B）より
①肺ガン発生数も、②肺ガン死者数も、③総死亡数も多い。

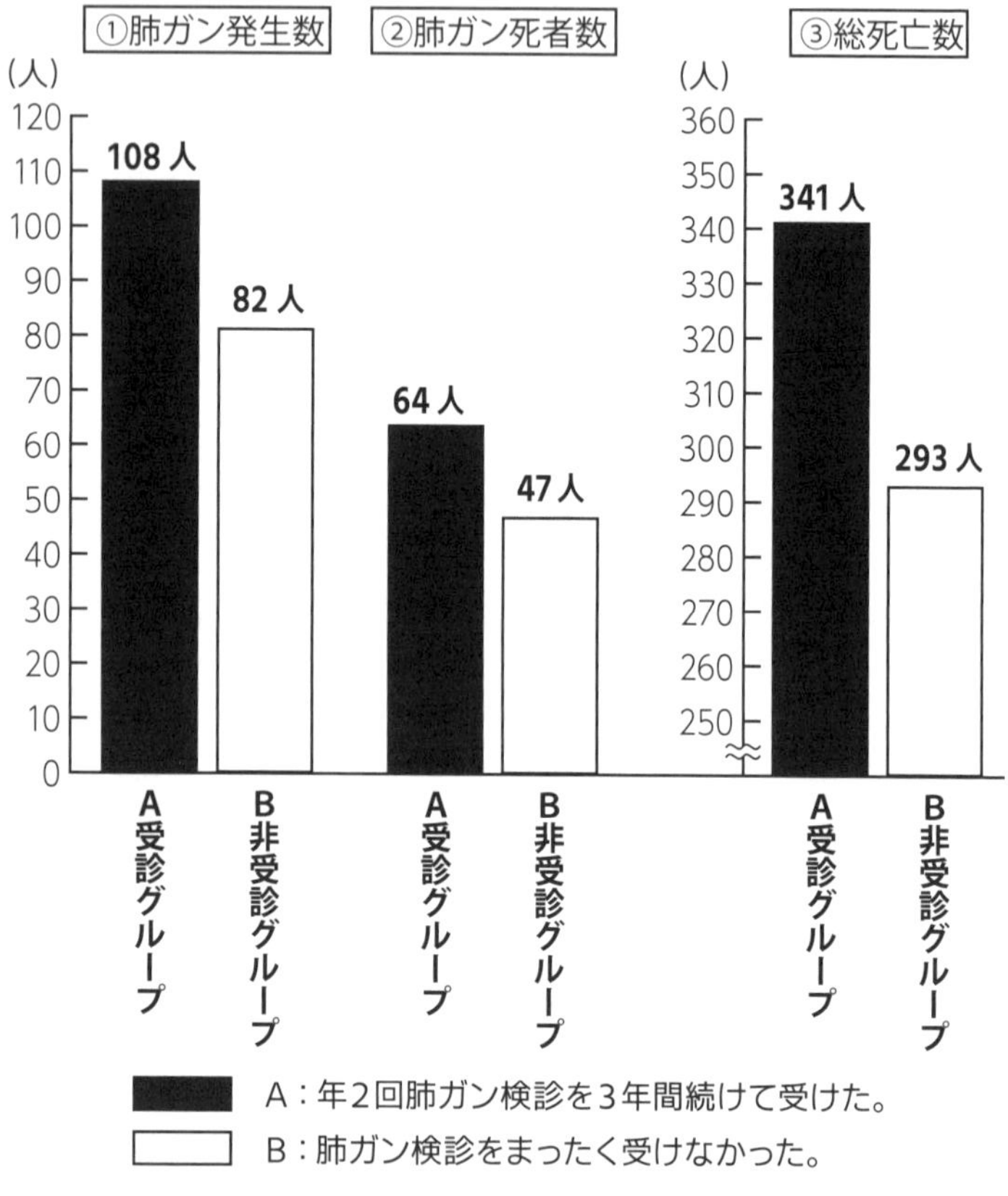

受けた人ほどガンで死ぬ「チェコリポート」

●検診で「総死亡率」も高まり早死にする

〝チェコ・リポート〟の衝撃は、それだけではない。

この調査では、肺ガン以外に、あらゆる死亡原因データが集められていた。ところが、肺ガン以外の病気で死亡した人も、ガン検診を受けたAグループのほうが明らかに増えていた。

（1）「ガン死亡率」に加えて（2）「総死亡率」も高くなっていた。

つまり「**肺ガン検診を受けると寿命が短くなる**」つまり「**早死にする**」のだ。

これに対して「何かのまちがいだ！」とガン専門医や製薬メーカーはヒステリックに反論した。

しかし、この頃、アメリカで同様の調査が行われ、同じ結果が出ている。

●米リポートも同じ結論だった

やはり「ガン検診を定期的に受けた」Aグループのほうが、①肺ガン死亡率、②総死亡率ともに明らかに「検診を受けていない」Bグループより多かった――のである。

「肺ガンによる死亡が増え、さらに総死亡まで増えてしまうという、あまりに衝撃的な結果が提示された」（岡田教授）。

肺ガン検診を受けない人のほうが、肺ガンにかからず、死亡率も低い。

なら「**肺ガン検診を受けないほうがいい**」。それがベストの選択である。だれでもわかる。

まさに大勢は決した。「**肺ガン検診、受けた人ほど早死にする**」のだ。

それがチェコとアメリカ、2国の調査で証明された。

「——現在にいたるまで、この結果を覆《くつがえ》すデータは現われていない」（岡田教授）。

では、なぜ検診で、肺ガンや総死亡が増えたのか？

これら調査にたずさわった研究者たちは、理由として3つの可能性をあげている。

（1）繰り返し行われたレントゲン検査（X線被爆）により新たなガンが発生した。

（2）放置してもかまわないガンが多かったかもしれない。（余計な治療で死なせた！）

（3）必要のない手術を受けたことで体の抵抗力が落ちて、他の病気が増えた。

つまり（1）ガン検診と（2）（3）ガン治療が、Aグループの人達を死なせ、寿命を縮めたのだ。

この結論は、きわめて深刻である。

「**ガン検診こそ発ガン要因である**」という驚愕《きょうがく》事実を立証したからだ。

ついで**ガン治療は、さらに患者を死なせていたのだ**。そこで行われる抗ガン剤、放射線、手術のガン〝三大療法〟こそがガン患者を増やし殺している……という戦慄の事実を証明している。

たとえばX線など放射線は遺伝子（DNA）を破壊して発ガンや奇形を引き起こす。

その強烈な発ガン放射線を当てて検診を行ったり治療をしている。まさに狂気の現代医学だ。だからガン検診とガン治療を受けるほどガンが増える。壮大なブラック・ジョークというしかない。加えて、抗ガン剤は猛毒であり、強烈な発ガン物質でもある。さらに必要のない手術が追いうちをかける。これらが免疫力、体力を消耗させる。これではガン検診を受けた人ほど早死にするのも当然なのだ。

●チェコと米、2大報告は決定的

〝アメリカ・リポート〟は、どのように発表されたものだろう？

岡田教授を取材した。

「アメリカの医学雑誌『CANSER』（1991年、67巻、1155〜1164ページ）に発表されています。著者はフォンタナ（Fontana, R. S.）。タイトルは『Screening for Lung Cancer, ACritic of the MAYO LUNG PROJECT』。ちなみにチェコスロバキアの研究は、フランス人研究者が行ったもの。そこで、フランスの研究と記述している文献もありますが同じ論文です。〝チェコ・リポート〟が国際的な医学雑誌に仏語で発表されたわけです。よって、基本的に記録として残っている確かな計画の下で行われた〝前向き〟研究は〝チェコ・リポート〟と〝アメリカ・リポート〟2つしかありません。ちなみに、半年前まで、**ガン検診の〝効用〟**について、**日**

本国内の研究を徹底的に調べてみました。その結果、不確かな〝後ろ向き〟調査はごまんとありますが、〝前向き〟は1つも無い。**確実性は非常に乏しい**」（岡田教授）（42ページ参照）。

日本人10人に1人はCT検査で発ガン！

●CTなどのX線で3・2％も発ガン

X線被ばくで増ガンするのは、肺ガンだけではない。

胃ガンや大腸ガンなどの消化器系ガンはバリウムを飲まされ、X線を当てて造影検査をする。やはり発ガンX線を浴びることは同じ。CTスキャンとは「コンピュータ断層撮影法」の英文略称。X線撮影とコンピュータを連動させたもの。そのX線被ばく量は、単純レントゲン撮影の数百倍ともいわれる。その分、発ガン性も数百倍になる。

医者は「CT撮ってみましょうネ」と、軽く言う。患者も「お願いします」とあっさり答える。しかし、その恐怖結果は恐ろしい。

世界中で日本は、レントゲン検査がもっともたくさん行われている。CT設備台数も世界一。

また胃のバリウム撮影件数もケタ違いに多い。

日本ではレントゲン検査の件数だけで単純比較しても、イギリスの約3倍も多い。

そしてレントゲン検診によるX線被ばくで全国で3・2％もガン患者が増えているのだ。

その大半がCTスキャン検査によるものだ。よく体を輪切りにした断層写真がある（図2）。これがCT撮影による映像。じっさい人間を輪切りにできないが、CTだとそれが可能となる。脂肪分は白く映るので、内臓脂肪の面積を正確に映しだすことができる。

●CT普及率、日本が断トツ一位

CTはX線の細いビームを体の周囲から当て、通過する線量を精密に測定してコンピュータ処理で映像変換する。X線写真撮影とくらべてX線は周囲から当てっぱなしとなる。だからX線写真撮影の100倍以上も放射線被ばくするといわれる。関係者は、この驚愕《きょうがく》事実については口を閉ざす。

価格も高価だ。かつては軽く1億円以上した。現在は1台約4000万円と〝安く〟なった、というが、やはり目の玉の飛び出る値段だ。

日本のCT普及率は人口100万人当たり92・6台。これがいかに凄いか。2位のオーストラリアですら45・3台。アメリカ32・2台、イギリスは7・5台である（グラフ1）。つまり日本は豪州の2倍、米国の3倍、英国の12倍強……というCT先進国……と自慢してもいられない。CT普及率は、そこから大量放射されるX線被ばくによる発ガン率も世界一となるのは当然だ。「日本人は経済性の評価をせず、たんに流行だけで高価な医療機器を買いあさっている」という冷ややかな国際社会の批判がある。

図2　CT で撮影した肥満者の腹部断面（白い部分が脂肪）

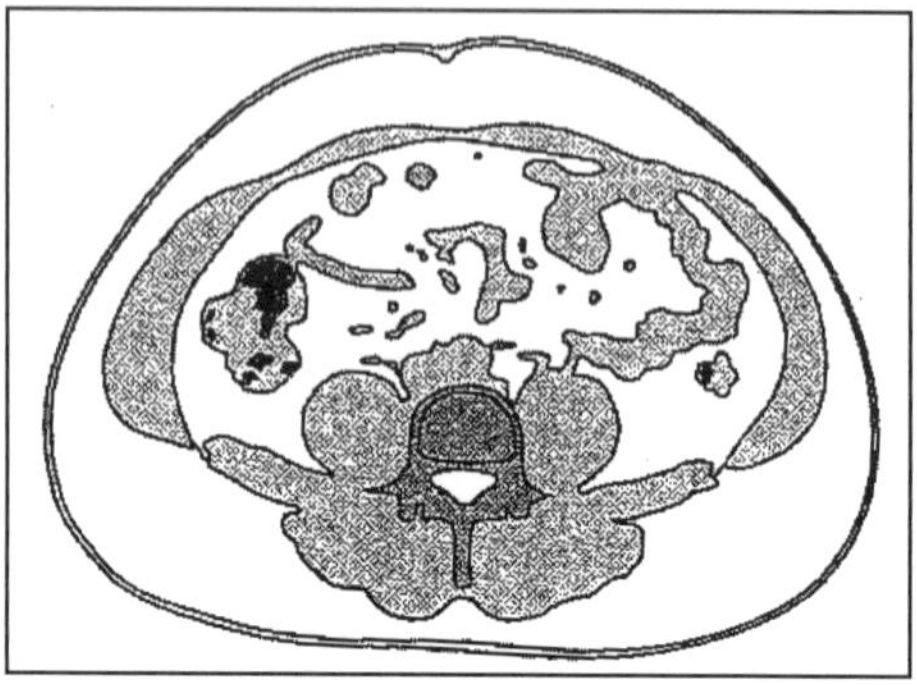

グラフ1　日本の CT 普及率はケタ外れに多い

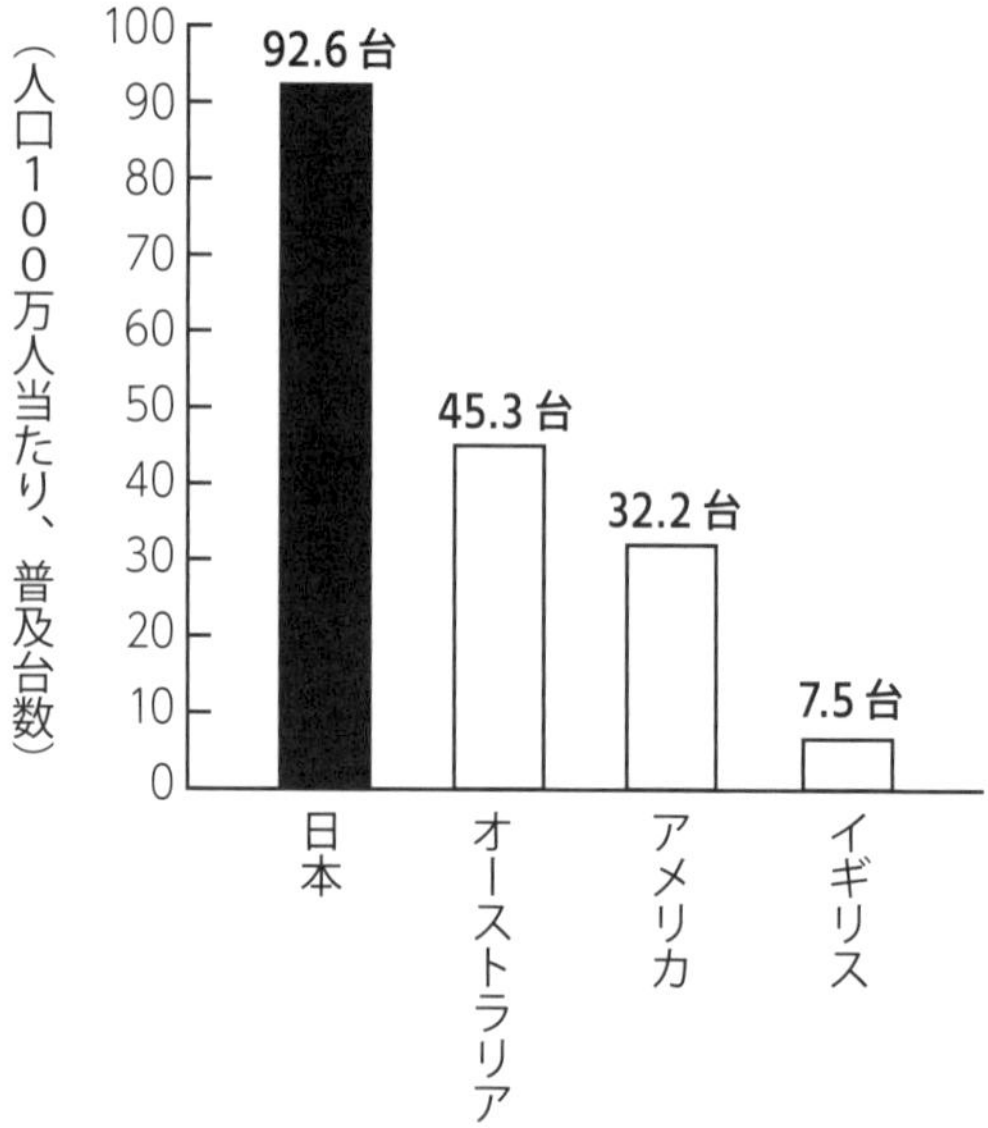

（出典『抗ガン剤の大罪』前出、参照）

どちらにしても「高価な医療機器を購入した病院が代金を回収するため必死になっているであろうことは想像に難《かた》くない。メタボブーム（メタボ健診）は、病院にとっても、いわば有り難いチャンスとなったのである」（『ガン検診の大罪』前出）。

岡田教授は様々なデータから次のように試算している。

レントゲン検査が原因の肺ガン潜伏期は1～3年ときわめて短い。タバコによる肺ガン潜伏期がおよそ25年。それと比べれば、格段の差である。ふりかかる肺ガンの恐怖は目前なのだ。

厚労省、悪魔的体質をみずから証明とは

●厚労省、ウソの検診データ捏造《ねつぞう》

欧米の大規模研究の結果、肺ガン検診は、①肺ガン発生率と②総死亡率を急増させる、ことが実証された。

しかし、不可思議なことに、**これらチェコや米の研究報告をなぜか日本政府は完全無視。ガン学界も一切黙殺（抹殺？）。マスメディアも一切報道しなかった。**

だから、肺ガン検診を受けた人ほどガンになり、早死にする――という衝撃事実を、日本人が知ることは全くなかった。つまり政府、学界、マスコミは国民がガン検診の真実に気づくことを極度に恐れたのだ。だから、一切の情報を封印した。〝かれら〟の正体こそガン・マフィアなの

だから、当然の措置といえよう。

それどころか、日本では欧米とは、まったく逆の流れが起きていた。〝チェコ・リポート〟から約10年。突如、厚労省研究費による「ガン検診の有効性調査」がスタートした。

そして、極めて不可解なことに、こちらの〝研究結果〟は大々的にマスメディアは報道した。欧米リポートは黙殺。国産リポートは絶賛。その報道は、次のような仰天ものの内容だった。

「**肺ガン検診を受けると、肺ガンによる死亡率は半減します**」

この**厚労省ぐるみのマスコミ発表を**、『週刊現代』（前出）は「**日本人だけが信じるウソ**」と断罪している。

●〝厚労省ガン・マフィア中枢〟を自己証明

なぜなら、日本屈指の医学統計学の権威、岡田教授が、同誌で真っ向から否定しているからだ。

「この日本の調査は（欧米研究のように）検診を『定期的に受けるグループ』（A）と、『受けないグループ』（B）に分けて追跡調査を行ったものではありませんでした」

「研究対象グループ」（A）と「対照グループ」（B）、両者を比較検討するのは疫学調査の基本。この手法を抜きに有効性は判定できない。

では厚労省は疫学研究のセオリーを無視して、どのような〝調査〟を行ったのか？

岡田教授も呆れ果てる。

「肺ガンで死亡した人が、過去3年間に検診を受けていたかどうか、を調べただけの不完全なものであり、そもそも調査の目的が『肺ガン検診の有効性を証明する』ものだったのです。（はじめから〝結論〟ありき！）……**毎年の肺ガン検診で死亡率が半分になる、というのは明らかなウソです**」

わたしは、厚労省はそこまでペテン、でっちあげをやるか！　と天を仰ぐ。

この肺ガン調査の捏造陰謀《ねつぞういんぼう》だけみても、同省が、ガン検診利権に深く関わっていることがハッキリわかる。

●胃ガン検診の〝有効性〟もでっちあげ

さすがの『週刊現代』（前出）も怒りをこめて告発している。

「肺ガンだけではない。たとえば、日本人に多い胃ガンについてもウソがまかり通っている。日本の専門家が、胃ガン検診の科学的根拠にあげているいくつかの調査データは、この肺ガン検診についての調査と同じスタイルで行われたもの――岡田氏はそう断じるのだ」

しかし、厚労省は学者はだませなくても、国民はコロリとだませると踏んでいる。

だから、政府広報などで「肺ガン検診はガンを半減します」「胃ガン検診でガンを減らしましょう」などと、厚顔無恥に大々的にPRする。

〝善男善女〟の国民は、またもや赤子が手をひねられるがごとく、**だまされて、いそいそとガ**

ン検診会場に向かうのだ。

行政、医学界に蠢《うごめ》く黒い〝抵抗〟勢力

●日本はお粗末な〝後ろ向き〟調査

岡田教授は、臭いものにフタの日本の医学界を批判する。

もし胃ガン検診を推奨するのであれば、検診のマイナス効果の「発ガン死亡」「総死亡」増加の損失を上回る大きなプラス効果、つまり「寿命がのびる」ことを証明しなければならない。

しかし、それを証明できた日本の研究は皆無なのである。

教授によれば「胃ガンの調査のほとんどは日本で行われたもの」という。

欧米には胃ガンはほとんど見られない。だから、これも当然。さらに「日本が行う研究は〝後ろ向き〟調査となっており、胃ガン検診が有効なのか、まだわかっていない」にはあぜんとする。

ここで〝**後ろ向き**〟**調査**とは、耳慣れない。

教授の解説によれば――すでに起こった出来事を集める方法――のこと。

それは「いくら集めても、公平な比較ができない」のだ。さらに「公平でないばかりか、プラセボ（偽薬）を使うなど、計画的な段取りもなされていないわけで、統計学の大原則を無視した方法なのである」

つまり、過去の出来事の断片をかき集めても、各々の因果関係の証明はできない。

●統計学を無視した捏造、隠蔽《いんぺい》など

岡田教授は『がん検診の大罪』（前出）で、日本の医療統計のデタラメさを指摘している。

「調査で集められるデータは、ふつう、統計学と呼ばれる方法によって分析がなされる。緻密《ちみつ》な数学理論に基づく方法であることから、誰が分析しても、結論は同じにならなければおかしい。しかし、その理論はかなり難解で、分析にあたった研究者でさえ理解が十分でなく、データの集め方や結果の解釈を誤ったりしているのである。ときには**『どうせ誰にもわからないから』**と、**偏《かたよ》った解釈が意図的に公表されることもある**」

あまりのいい加減さにあぜんとする。

「気になるのは、誤りが指摘されているにもかかわらず、ビジネス上の理由で、あるいは単にマスコミが取り上げなかったという理由で、事実が消費者につたわらないままになっている場合が多いことである。中には**行政的な判断から、事実が隠蔽されてしまった**というケースもある」

「行政的な判断による事実の隠蔽」の最たるものがガン治療による大量死……。だが、衝撃事実を知らされない〝善男善女〟は一生気づくことはない。

「医療も他人事《ひとごと》では、すまされず、へたをすれば、命にかかわってくる。自分の健康を守るには、自分自身で情報のウソとホントを見抜く力を身につけていくしかない」

こうしてみると政府や医学界が発表するデータと称するものは、まさに百鬼夜行《ひゃっきやこう》。捏造《ねつぞう》、隠蔽《いんぺい》などの不正が日常茶飯であることがわかる。

教授は「命にかかわってくる」最大例として、ガン検診の〝有効性〟のペテンを指摘しているのだ。

では、「信頼性に足る調査」とは、どのようなものだろう？

「**〝後ろ向き〟調査に対し、最初に立てた計画に従って観察を進めていく方法を、〝前向き〟調査**ともいう。統計学の大原則にしたがって行われる調査は、すべて〝前向き〟調査ということになる」（岡田教授）。

●〝後ろ向き〟調査振りかざす推進派

それでも、ガン検診利権に絡《から》む医者も多い。これまでのメンツもあるだろう。

わたしの取材に岡田教授も〝抵抗勢力〟の存在を認める。

「〝チェコ・リポート〟等には賛否両論あります。『検診』を推し進めたいと思っている研究者がたくさんいて、『肺ガン検診は〝有効〟だ』と結論している論文もあるものですから、それを元に『チェコとかアメリカのデータは〝古い〟のでダメだ』と主張する。そして『新しいデータは〝有効性〟が証明されているから受けましょう』という方が非常に多い」

「ところが〝有効性〟を示したエビデンス（証拠）がある、と言ってる方々が示している論文を見ると、ことごとく例外なく〝後ろ向き〟調査なのです。ランダムに2群に分けて〝**前向き**〟**に調べたというのは後にも先にもチェコ、米の2点しかない**」

けっきょく、〝後ろ向き〟とは、ザーッとデータをかき集めて後の祭り的推論をするわけだ。

「そうです。いちばんの問題点は2群を比較しなければ結論は出せない。疫学調査の大原則です。ところが2群に分ける時に平等に分けてない。結果的に『健診を受けた人』『受けなかった人』をただ寄せ集めただけ。だから、その『背景』が揃っているという保証は何にもない。ひょっとしたら〝正しい〟のかも知れませんが、〝正しい〟証明にはなっていない。ところが不思議なことに、ガン検診にかかわらず、多くの医療行為に認められる現象なんですが、〝**前向き**〟**に調べた調査結果と、同じテーマを**〝**後ろ向き**〟**に調べた結果が、ことごとく正反対**なんです。私は〝後ろ向き〟調査に、重大な理論的欠陥があると思っている」

第2章　ガン検診、受けた人ほどガンで死ぬ！

大往生《だいおうじょう》のお年寄りの8割にガンがあった！

●ガンはあるのがあたりまえ

あなたのからだ中にガン細胞がある――。こういったら、驚かれるでしょう。

ところが最近の研究で、ガン細胞は赤ん坊からお年寄りまで**平均して毎日約5000個、体内で生まれていることがわかっています**。中高年になれば1万、2万個のガン細胞が毎日生まれて、とうぜんなのです。そうして、体内に数百万から数億個のガン細胞があるのが、ふつうの健康体なのです。それでも、なぜガンが大きくならないのか？　体内をパトロールしているNK細胞（ナチュナラル・キラー細胞）がガン細胞を攻撃しているから。NK細胞は免疫細胞（リンパ球）の一種。ガンと闘う頼もしい兵士たちです。そして、年をとるとガン細胞も〝のんびり型〟になり、平和共存してゆったり生きていく。だから、高齢者でガンがあった、と大騒ぎするのはコッケイです。

「**老衰で亡くなられたお年寄りを解剖したら約8割にガンがチラホラあった**」という報告があります。

生きがい療法で全国的に著名な昇幹夫《のぼりみきお》医師は笑顔で語る。

「それも皆さん、ガンで亡くなったんじゃない。みごとな大往生です。だから、**老人になったら**

ガンがあるのがあたりまえなのです。じっさい小さいのいっぱいあるんです。あってもいいけど平和共存するんですよ。まあ、アバタもエクボみたいなもの。だから、なんでもかんでも全部潰《つぶ》すというあの発想はまちがいだと思う」

――人相悪いのは皆ガンとしてるけど、人相悪くてもおとなしいのもいる。

「いわゆる甲状腺ガンなんて20年、30年の経過ですからね。ものすごい長いですよ」

●平和共存を乱しガンを悪性化

近藤医師（前出）も同じ意見だ。

「ガンが胃、甲状腺、前立腺、乳房など、身体のどこかに潜んでいる人は非常に多く、詳しく調べれば、過半の人にあるはずです。見方を変えれば、**人々はすでにガンと共存し、共生しています**。密かに共生しているものを、暴《あば》きたてようとすれば、どこかに無理がくるわけです」

ところが、現代のガン検診は、これら平和共存しているおとなしいガンも、人相が悪いとすべて**〝悪性〟のレッテルを貼って、猛毒抗ガン剤、有害放射線で総攻撃**する。当然**ガン細胞は反抗ガン剤遺伝子（ADG：アンチ・ドラッグ・ジーンズ）を変化させて凶暴化**する。**寝た子を起こすとは**、まさにこのこと……。

だから〝チェコ・リポート〟のようにガン検診を受けた人ほどガンで死ぬ……というブラック・ジョークの結末となる。

「あんまり組織診をやるべきではない」と鶴《つる》見《み》隆史《たかふみ》医師（鶴見クリニック院長）は警告する。

「ガンを散らばす可能性が高い。ＭＲＩでガンが無いのなら、多分、無いと思ってよい。無かったら、そのホッとした気持ち、安心料になりますね。ボクはそんなに検診すべきじゃないと思う。もしも何かあったらＭＲＩかＣＴで一発やってみる。無かったら、もうそれで安心としなさい。後は自信をもって（酵素たっぷり生菜食などで）毎日の便の状態をよくしなさい」

肺・大腸・乳ガン検診は全く無意味

●受けないほうが安心、やめなさい

他のガン検診も意味がない。

「**肺ガン、大腸ガン、乳ガンを発見するための検診は、海外での『くじ引き試験』の結果、総死亡率を減らす効果がない**ことが実証されています」と近藤医師は証言する。「くじ引き試験」とは岡田教授のいう〝前向き〟調査。Ａ（検診組）とＢ（非検診組）を2組に分けて比較研究したもの。

「それなのに、日本では、ガン検診をやめる気配が一向になく、それどころか乳ガン対策としてマンモグラフィ検診を新たに広めようとする動きさえあります。**これらガン検診に、医学的・データ的根拠はない**のですから、社会学的に説明するしかない」（近藤医師）。

ここでいう「社会学的」理由とは、年間約20兆円ものガン利権を狙って「市場開拓」のガン検診が行われている、ということ。そして、**発見された早期ガンは、ほとんど〝人相悪い〟だけの〝のんびり型〟**。**放っておけば、一生、平和共存できる良性タイプ**なのだ。だから抗ガン剤などで攻撃する意味がない（ぎゃくに悪性化させる！）。

「検診に意味がないということは、**検診で発見されたガンを治療する意味もない**、ということです。まして、臓器を摘出する意味もない。しかし、医者は『臓器ごとガンを摘出しよう』と言います。そして、手術すると（もともと良性の）〝ガンもどき〟が圧倒的多数を占めるため患者は生き続けるので、治療成績が向上しているように見える。そこで、医療業界は『五年生存率が上がった！』『さらなるガンとの闘いを！』と宣伝する材料に使う……」（近藤誠『がん治療総決算』文藝春秋）。

●胃ガンは6〜7年変化しない

「**早期胃ガンが6〜7年も変化しないことは専門家の常識**」「**早期胃ガンを3年間、放置してもほとんど変化しない**。それは日本の**専門家にとっては常識以前**のことです」

ある消化器ガン専門家の1人は本を出版し、こう書いています。なら、慌てることは何もない。わたしの友人は、検診で小さな胃ガンが発見され、医者から「早期手術！」を急かされ、結局、胃の大半を切除されてしまった。しかし、初期胃ガンが「6〜7年も変化しない！」なら、「早く切らないと危ない！　と急かす医者は、完全に患者をだましていることになります。ここでも患者は、医療利権の生け贄《にえ》なのです。

近藤医師は「ガン専門医が、患者にほんとうのことを隠している」と告発する。

彼は「無治療・様子見も、立派な対処法」という。

たとえば**前立腺ガン**。北欧では患者695人をA「**全摘手術**」、B「**無治療**」の2群に分けて最長12年間の観察を行っています。

その結果「**総死亡の数は両群同じでした**。これは、前立腺ガンだけでなく他のガン、心筋梗塞、脳卒中、事故など、あらゆる原因による死亡をカウントした死亡数です。総死亡の率が同じだったということは、両群の平均寿命が異ならない、ということです」（『ガン治療総決算』前出）。

●前立腺ガン手術でオムツ、勃起不全！

A「全摘手術」、B「無治療」の寿命が同じなら、B「無治療」のほうが、はるかにいい。なぜなら、A「**全摘**」**群は、その後、悲惨な人生を送るはめになる**からです。前立腺は膀胱《ぼうこう》からの尿道の周囲を取り囲んでいるので、前立腺を摘出すると、尿道も分断される。切れた尿道を繋《つな》ぎ合わせて手術は終わるが、術後、尿漏れが頻繁《ひんぱん》におこるようになる。「**尿漏れは手術を受けた患者のおよそ半数**に発生し、さらに**その半数ていどにオムツが必要になる**」とは悲惨。さらに、男性軍としては聞き捨てにならないのは、性的不能に陥る。前立腺は、射精に関係していて、手術すると**ほぼ**

全員が勃起能力、射精能力がゼロとなる……！

それどころか、手術がガン悪化を加速することもある。

「他のガンでも手術をしたために、成長速度が加速することがあります」「成長速度が加速するのは、**正常組織・臓器にメスが入って抵抗力が弱まり、ガン細胞が育ちやすい環境に変わるから**です」

なんのことはない。ガンから患者を救うための手術が、ぎゃくにガンを加速させている。

8、9割の「良性」が「悪性ガン」にされている！

●医学教科書にガンの定義がない！

「現代の医学教科書には、ガンの定義が載っていない」（近藤医師）。

あなたは信じられますか。医学教科書にガンの定義がない！　検診を問うには、まず「ガンとは何か？」が、はっきりしていなければならない。ところが、そもそも「ガンの定義」が存在しない！　近藤医師は言う。「ガン専門家たちは、ガンを定義することを放棄しました」。なのに定義がないのにガン検診をしている。じつに不可解。ミステリー。〝かれら〟はどうごまかしているのか？

「他方で『病理医』という、顕微鏡で組織標本を見て診断する医者が『ガン』と診断したものを

『ガン』とすることにしました。**ガンを『病理医が〝ガン〟と診断した病変』と定義した**ともいえます」

　これは**メチャクチャな論理矛盾**。「ガンの定義がない」のなら「ガンの診断」は不可能なはず。なのに、病理医は顕微鏡を覗いて、〝みかけ〟だけ見て、そのときの気分（ヤマカン？）で「ガンだ」と言ったり、「ガンでない」と言ったりしている。

　つまり**担当病理医の〝気分〟しだいで、あなたの地獄と天国の分かれ道**は異なる。

●大御所《おおごしょ》の一声で「シロ」「クロ」に

　昇医師（前出）も、ガン白黒判定のコッケイさを笑う。

「病理学学会に行くと、いわゆるガン判定がある。けっきょく悪性、良性の区別で議論を散々闘《たたか》わせたあげくどうなるか？　大御所が出て来て『これは、クロッ！』と言ったらクロになる。『シロッ！』と言ったらシロ……なんです。あそこは、すごいですよ（笑）。それが病理学の最終結論となる。つまりガンかどうか、はっきりせんヤツがかなりある。『生検』といって細胞分裂みても、ようわからんのがある。人相が悪い顔になる奴もおるし、よくなるのもいる。かんたんに白黒そんなに付けられない。ガンなんて十人十色どころか百人百様。凶暴なのもおるけど8、9割はおとなしい。近藤先生の〝ガンもどき〟はいい言葉（笑）。それをまとめて全部いっしょくたに（猛毒抗ガン剤や放射線などで）攻撃してる。まちがいやと思います。『怪しいヤツはガンにしとけ！』、とね」

つまりガン検診では8、9割の「良性」が「悪性ガン」にされている……！

●わからんのは「灰色」でごまかす

あなたのガン検診の（生検）標本は病理医の机に上に置かれる。

昇医師が明かすその内実には呆れる。

「スクリーナー（病理診断医）といって、細胞診でたくさんの『ガン検診』結果を診る医者がいます。そして、自信がないヤツだけ上の先生に上げる。だけど自分がその立場になったら、たった一枚で『クロ』と言われたら検査能力が疑われる。それが怖いから、**ハッキリせんやつは全部『再検』（再検査）に回す**。通知もらった患者のほうは『**おかしい**』**と言われただけで病気になる**（苦笑）。シロか？　クロか？　灰色か？　というときには……1・2・3・4・5……という『細胞診判定』がある。すると『3と言われた』という相談が私のところにものすごくある。『ガンですか？』『ガンでないですか？』。まじめな人はどっちかで考える。漫才で〝勝手ボケ〟というのがあります。つっこまないのにボケる。おんなじように、細胞にも〝変なの〟がおる。それをハッキリ白黒つけろといわれてもわからない。だから、3の中でもシロに近い灰色を3A、黒に近いのを3Bとする（苦笑）。灰色グラデーションは幅広い。なのに**3と言われただけで悩む**。そんな相談いっぱいあります。だから**ガン検診は**。**病気をつくってる**としか思えない」

●〝人相〟が悪いと皆ガンにする

ガン細胞とは、一言でいえば、けっきょく〝**できそこない細胞**〟。人相が悪くても、おとなし**いヤツもごろごろいる**。

「いっぱい。いっぱいいいます。それなのに『疑わしきは全部罰する』という立場をとると、かつての特高警察みたいなものです。だから、ボクはガン検診は全然受ける気はない。理由は『快眠』『快食』『快便』というでしょ。**自分の内なる声、バロメーター。それを、いちばん信じてますか**らネ。あんな数値で何がわかる？」（昇医師）。

けっきょく現在のガン検診は病理医の胸先三寸で「シロ」か「クロ」か決まっている。それも、顔つきの悪いのは全部いっしょくたに「悪性」ガンと診断して、本人に告知する。まさに、これぞ死神のご託宣……。

検診で見つかる早期ガンは良性〝ガンもどき〟

●種々病変をすべてガン診断の無茶

ガン〝人相〟の善し悪しだけで白黒つける。病理医たちは、まるでハムレットのような立場に置かれてしまった。そこで、かれらは「別の道」を考え出した。

「将来、人を殺す可能性が少しでもあれば〝ガン〟と診断する」というもの。臨床医たちも、

「この道」を選んだ。近藤医師は嘆く。

「その結果、性質がまちまちな病変が、すべて〝ガン〟と診断されるようになったのです」「しかし、粘膜や上皮の内部にとどまる病変を〝ガン〟と診断するので、病理医によって、診断結果がまちまちになるという欠点が生じました。病理医が違えば診断結果が異なりますし、1人の病理医が同じ標本を見ても、朝と夕で診断結果が異なる（！）こともあります」（近藤医師）。

やはり「良性」に、いっしょくたに〝ガン〟レッテルを貼っていることに変わりない。近藤医師は「**ガン検診で見つかる早期ガンは良性の〝ガンもどき〟**」という。その定義は「**見かけはガンでも、人を死なせないタイプ**」を指す。ある研究で、甲状腺の潜伏ガンが11％発見された。潜伏ガンが最も多いのは、おそらく前立腺ガンで50代では20％、70代では40％という報告もある。「しかし、これらのガンで死ぬ人はごくわずかで、日本の統計では、甲状腺ガンは全死亡原因の0・1％、前立腺ガンは男性死因の0・8％しかないから、**潜伏ガンのほとんどが『致死性』ではないようだ**」（近藤医師）。

●胃ガンが2倍になるのに8年超！

ガンの進行もじつにノンビリしている。

早期胃ガンを放置・観察したデータがある。15人の胃ガンが放置され、成長速度が計算されている貴重な報告だ。**ガン細胞の数が2倍になるまでにかかった時間は、最低555日（1・5年）**

から**最長3076日（8・4年）もかかっている。胃ガンの成長とは、超スローモー**なのに驚く。

「胃ガンは成人になって生まれたのですから、胃ガンで死ぬことはありえない」（近藤医師）。

つまり「**ガン細胞は、はじめ急速に分裂し、早期ガンの大きさになるころには分裂がスローダウンした**」と近藤医師はみる。

「これは、増殖に何らかの制約が加わったことを意味するから、ガンは『**無制限**』**に増殖するという細胞学の原則に反する**のではないか。つまり、このような、のんびりガンを『ガン』と主張することは難しい」

　こうして彼の〝ガンもどき〟理論が生まれた。

　ガン検診で〝発見〟される早期ガンは、ほとんど、この〝ガンもどき〟だから**抗ガン剤、放射線で総攻撃するような治療は根本から誤り**ということになる。それは**おとなしい**〝**ガン**〟**を凶暴化させるという最悪の事態を招くだけ。**〝かれら〟はそれを、わかってやっているのではないか？

「検診」「治療」セットの病院は絶対行くな

●患者の命より病院の売上増だ

近藤医師は、病院の売り上げ狙いも、偽《にせ》のガンを増やす、という。

「……医療業界は、売上増を狙っています。しかし、病気でもないかぎり人は病院に来ないので、病院や薬の宣伝をしても仕方がない。そこでどうするか。マスコミを使って、病気を放っておいた場合の危険性を強調し、人々の不安を煽《あお》ります。ガンはその最たるものです」「他方ではガン検診や人間ドックを用意しておきます。そして、不安になった人になるべく検査を受けてもらう。検査を受けてもらえば、検査代が入るし、なにか異常を発見できます。その異常に病名をつけて治療すれば、さらなる収入増につながる、という仕組みがあるのです」（『がん治療総決算』前出）。

とりわけ**ガンのばあい、患者1人あたりの治療費は、目の眩《くら》むほど高額になります**。**1000万円を超えることもザラ**。すると……「かりに医者が、この治療には多少疑問があるなと思っていても、売上増を命じる病院長の顔がちらちらし、つい『ガンと闘おう』『頑張ろう』と励ますことになるはずです」

●検診・治療セットの病院へ行くな

検診を受けていい病院、悪い病院のちがいは、どこにあるか？

鶴見医師は「**検診と治療がセットの病院へは、ぜったい行ってはいけない**」と断言する。

「ガンがあれば、必ず抗ガン剤、放射線というパターンが確立されている。それは、治らない治療につながる。抗ガン剤で治った人は1人もいない。なのに抗ガン剤をなんでやるのか？　完全に〝処刑〟です。1人も治らない放射線をなんでやるのか？」

しかし、これら〝治療法〟を盲信している患者はあまりに多い。

鶴見医師は、**抗ガン剤は〝増ガン剤〟であり〝動ガン剤〟**という。

「抗ガン剤は、とにかく〝ガンを移動させる〟クスリなんです。〝ガン移動剤〟。だから昨日も来た患者で、乳ガンに抗ガン剤やったら、必ずいちばん悪いところに出てきますね。ガンも生き物だから深いところ、酸素の少ないウジウジしたところに退避する。いちばん致命的なのは脳と肝臓です。いちばん怖い。そこに**ガン細胞は逃げ込む**。まるでトコロテンみたいに奥の方に押し込んでる。だからニッチもサッチもいかなくなる。目の前で『**ガンが消えた！』と喜んでいる場合じゃない。それは『移動させてる』だけ**。それで『治った！　治った』と言ってる。コメディですねェ。たったの『4週間』の判定で喜んでる。必ず後々は悪化して悪くなる。ガンがあった臓器しか見ていないからそうなる。絶対にガンは全滅はしませんからイタチゴッコです。だからガンを克服する最後の戦略は、もう（酵素食などによる）『抗酸化』の体質改善しかない。ガンもからだの酸化。

ガンとの戦いは、結局、活性酸素との戦いですからね。とことん抗酸化物質（野菜など）をとればガンは治るのです」

良性を〝見かけ〟で〝ガン〟にするデタラメ検診

●肺ガン以外ガン検診も無意味

近藤医師も「肺ガン検診が逆に肺ガン死や総死亡を増やす」という欧米データに精通している。彼は断言する。

「肺ガンの他のガン検診もいろいろ問題がある。**意味のある検診は皆無です**。たとえば、**胃ガン検診――。バリウムを飲むやつは、肺ガン検診より、まちがいなくもっと危険**。ぼくは『それでもガン検診受けますか？』（文藝春秋）という本で指摘している」

大腸にバリウムを入れて造影するX線検診は、さらに3倍も危険だという。

「そのとおり。ただ施設のやりかたにもよる。またCTスキャンは普通のX線写真の100倍以上被ばくするというが、撮影法で異なる。肺ガン検診CTでは低線量に落とそうという動きもある（低線量CT）。ただ低線量にすると解像力が物凄く落ちる（デジカメと同じ！）。すると読影するほうは面白くない（苦笑）。くっきり見たい。そんな医者の指示があると高線量になっちゃう。やりかた次第でX線被ばくは100倍にも1000倍にもなる」（近藤医師）。

●年寄りの8割にあるのが当たり前

——MRI（核磁気共鳴映像法）は？

近藤「X線（放射線）は使いません。だから、副作用は問題ないということになっている。だけど『本当かな？』と思う。かなり強い磁場を患者にかけるからね。これも電磁場の波動（電磁波）ですから」

——老衰で亡くなったお年寄りを解剖したら約8割にガンがあった。それでも、老衰で大往生していた。

近藤「それは、ありますよ。たとえば**前立腺ガンは60代を過ぎると50％がもっている。**さらに、**大腸ガンが10％、甲状腺ガンが10％**……と、考えていけば、**ガンがあるのがあたりまえ**、となる」

——ガンが、チラホラあるのがあたりまえ？　ガンは一言でいえば「できそこないの細胞」でしょ？

近藤「本物のガンと、ほっといていい〝ガンもどき〟がある。ガンも十人十色、いろんなものがあって病理医が〝ガン〟と診断したものがガンになる」

——それもいいかげん。Aは〝ガン〟といい。Bは〝ちがう〟という。

近藤「アバウトです。とくに微細なガンはね。転移があれば、これはガンでまちがえようがないけど」

●顔つきで良性も〝ガン〟にしちゃう！

—病理医は、ガンかどうか迷うのは「ガンにしちゃう」という。後で「見逃した」責任を問われるのいやだから。

近藤「そういう傾向はある。それと臨床医が『グレーゾーンはガンにしてくれ』と圧力かけてくる。すると手術できるからね（苦笑）。『疑わしきは切れ！』そういう傾向が現場にはある」

—で、あやしいヤツはガンにしとけ……と。

近藤「圧力をかけてくる。応じる病理医もいれば、応じないものもいるけどね。政府は症状がない人を『早期発見』するという。セールストークのようなもの。じっさいは、まったく逆。（ガンでないのをガンにする）無責任だ」

—毎日、5000個のガン細胞が生まれている。けっきょく、**まともな細胞になりきれなかったものを十把《じっぱ》一絡《ひとからげ》で悪いのも良いのも〝ガン〟と呼んでいる？** 悪性新生物というくらいだから……。

近藤「分裂を重ねてヘンな顔付きのが出てくる。**本物のガンじゃないのに『この顔付きはどう見てもガンだ』とガンにしちゃう**」

—見かけで判断するなら、病理医も見分けがつかない！ 細胞増殖試験とかするのですか？

近藤「そんなのしない（笑）。けっきょく顔つき、人相だけで〝ガン〟にしている。患者は、それを〝ガンだ〟とだまされている」

あなたはガン検診を受けて医者から「ガンです」と言われたら100％信じてしまうだろう。

しかし、医療現場は、これほどデタラメいいかげんなのだ。

それでも、あなたはおとなしくガン検診を受ける気になりますか？

検診のもの凄《すご》い〝副作用〟！　恐怖ストレスで発ガン

●〝ええ加減〟は素晴らしい言葉

「ガン検診で受ける不安、恐怖のほうが悪影響はもの凄く大きい」と昇医師も検診結果のストレスの大きさを指摘する。

「患者の5割は恐怖で悪くなるという。ほんとうにそうだと思う。ガンと言われた途端《とたん》に真っ青になる。『アンタ、言われる前と後では、なんか体変わったか？』とたずねますけどね」「告知ショックがどんどん免疫力を落としていく。十分考えられます。『告知性うつ病』ですね。それと『生活不適応症』。ふつうの暮らしもできなくなる。『疑ってた……』のが『そうだ！』になる。それぐらい日本人、生《き》まじめです。だから、〝ええ加減〟ということは素晴らしい仏さんの残した言葉やと思います。仏様は、〝ホットケ様〟で〝ホドケ様〟ですわ（笑）。〝知らぬが仏〟というのもすごい言葉やと思います。『ホント知り過ぎたのネ』という話になる。よけいなことは知らんがいい。『知らんでエエことをアンタ知った』ということですね」

固形ガンは「6、7年ほとんど動かない」と昇医師も認める。

「そうです。でも何かストレスが加わると一気にボーンと悪くなりますね。心筋梗塞などでも起こるのは圧倒的に週初め。週末は少ない。休みだからホッとしてる。とどめを刺すのは心です」

病気とは気が病むと書く。まさに、そのとおり。

「有名な話があります。まだ告知をしていない頃のことです。奥さんだけ知ってて、夫婦喧嘩のあげくのはてにヨメさんが叫んだ。『アンタどうせ、死ぬんやッ！　ガンなんやから』。言ったとたんに、旦那は初めて知ったわけ。『ガンなのか……』。それから一週間でコロッと逝った。それだけ言葉というのは刃物です。人を殺します」

●「要精密検査」不安で6キロやせた

『免疫革命』（講談社インターナショナル）という名著で有名な安保《あぼ》徹《とおる》教授。ガンに関する著作も多数あるが、ご自身は「ぜったいガン検診は受けない」と公言しておられる。

教授によれば現在のガン検診システムは、**1人のガン患者を発見するのに約29人の「要精密検査」対象者が発生する**という。しかし、この「要精密検査」の通知が舞い込んだ瞬間から、不安と恐怖の地獄が始まる。教授自身が、その壮絶な体験をしている。

40歳頃からガン検診を受け始めた。

「……42で教授になったんだけど、その頃、あちこちに応募しても落ちてね、凄いストレスだったんですよ。その頃、ガン検診が始まって受けてみたんだけどね、バリウムで胃ガンの疑いでひっかかった。そしたら**3週間、家族にも言えないでしょ。いや、本当に苦しくてね、6kgやせた**。けっきょくガンではなかったけど……。だから残りの29人は苦しみ損だ」

わたしは死ぬまで検査と名の付くものは、いっさい受けないつもりだ。だから、想像もつかないが、いつもニコニコ温和な安保先生が、それほど苦しんだのかと暗澹《あんたん》とする。

●ガン検診で発ガン率すごく高まる

このストレスで発ガン率が激増するという。恐怖で免疫力（リンパ球）が激減するからだ。

「こうしてガン検診グループが発ガン率、凄く高くなっているんです。笑っちゃいけない。ただの苦しみではなかった。最大のストレスさ。罪のない29人にそれが降りかかるわけだから……。だから、ガン検診は、そういうメンタルな不安、ストレスへ基本的な配慮が抜けているわけ。配慮したって無理だ。だから、受けないほうがいい」（安保教授）。

ガン検診の最大リスクは、この恐怖、不安かもしれない。

そのストレスたるや安保教授が体験したごとく、凄まじい。

サイコオンコロジー（ガン患者への心理ケア）という分野がある。「ガンは心理、気持ちで緩和される場合もある」。ということはぎゃくにいえば「心理、気持ちでガンになる」という理屈だ。

免疫学の権威、安保教授は、自らの**ガン検診の恐怖体験から**「**ガンが激増する**」**と強調された**。

グラフ2　**告知がガン増殖の最大原因だ！　不安、恐怖で爆発**

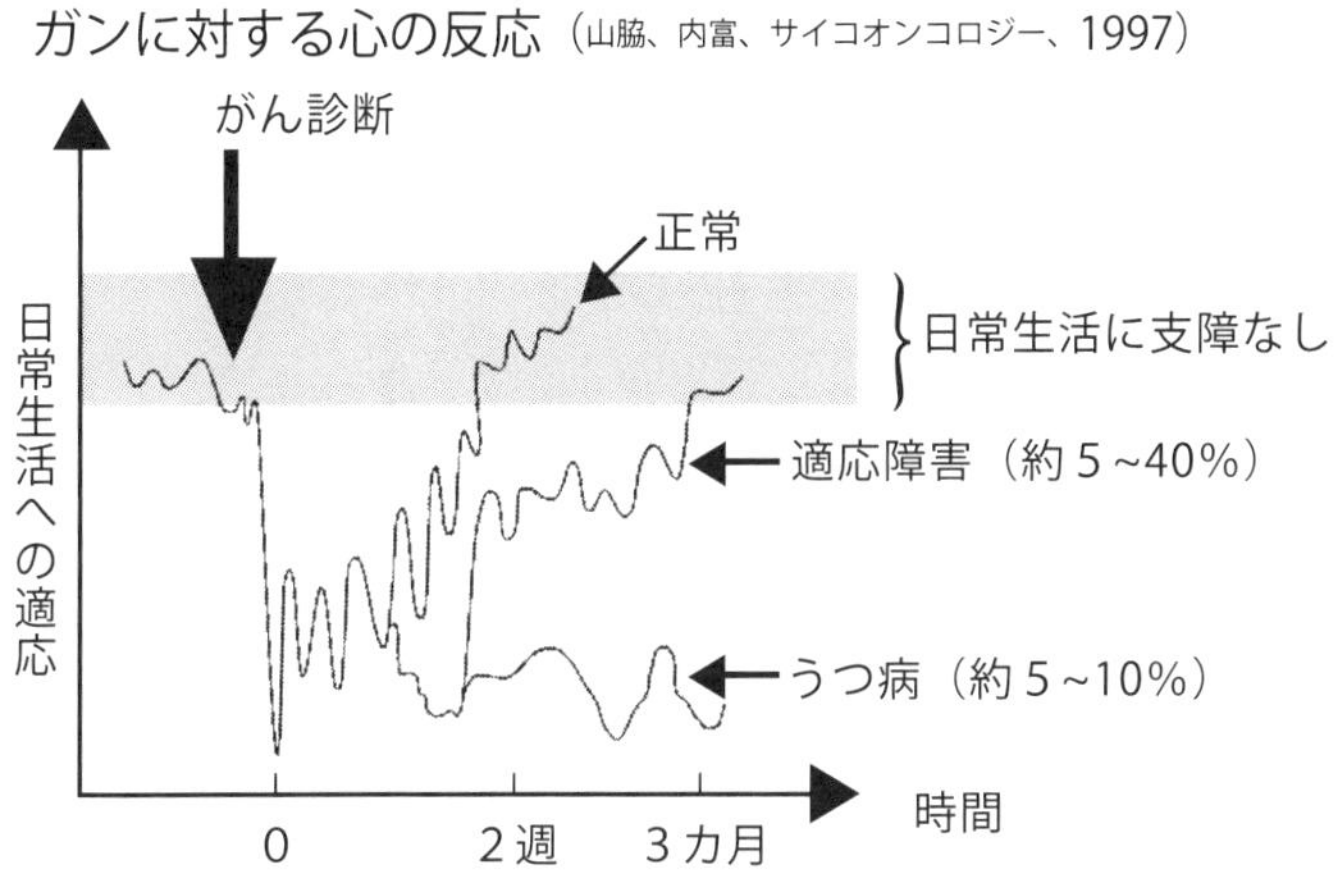

ガン診断の告知で患者は「不安」のどん底に突き落される（グラフ上）。「不安」「恐怖」「抑うつ」などの精神状態に比例してガン細胞を攻撃するNK 細胞も激減する。つまり、精神力は即、免疫力に直結している。（精神神経免疫学）

図は、診断や余命告知によりNK 細胞など免疫細胞が約10 分の1 に激減したことを示唆している。つまりガンは10 倍の勢いで爆発的に増殖する。

ガンを予防するはずの検診が、ガンを大量発生させる。さらに悪化させる。

これほどの皮肉はない。幸い、安保教授はガンではなかった。それでも3週間で6㎏もやせる恐怖、不安を味わった。本当のガン患者とされた方の恐怖は想像を絶する。30人のうちの〝選ばれた〟1人は、ガンの告知を受ける。その瞬間、まさに死刑判決を受けたようなショックが襲う。

その気力は、まさに地獄へ垂直の逆落《さかお》とし（グラフ2）。

気力と免疫力はほぼ比例する。**気力が10分の1に激減！　すると免疫力も10分の1に激落する。**免疫力とは、わかりやすく言えばＮＫ細胞の数。つまり**ガンと闘う免疫細胞の数が10分の1**になる。すると**ガン細胞は免疫力（ＮＫ細胞数）と反比例するから逆に10倍に増える**計算だ。しかし、この〝ガン告知〟そのものがデタラメ、ずさんであることを忘れては、いけない。

「検診で発見される早期ガンは、ほとんど良性でおとなしい」（近藤医師）。「8～9割は人相悪いだけの良性です」（昇医師）。つまり**少なくともガン告知の8～9割は**「**誤診**」なのだ。

さらに、**告知を受けた（最悪）半数の患者は、ガン性うつ病や適応障害で元の生活に、戻れなくなる。**それほどガン告知の恐怖心は根深い。それも、まず「**ガンは死病である**」**という先入観を刷り込んでおいて**、告知するのだから質《たち》が悪い。なかには、余命宣告という〝死刑執行日〟まで告げる医師もいる。こうなると患者は恐怖のあまり、まさに予告どおりに死ぬのだ。

X線検査は医療現場の〝殺人兵器〟である

ガン検診のずさんさは、日本は世界でも群を抜いている。しかし、それは現代医学の抱えている根本的矛盾なので、海外での検診実態も負けず劣らずヒドイ側面がある。名著『医者が患者をだますとき』（PHP文庫）の著者ロバート・メンデルソン医師の告発の一部を紹介しよう。

●極めて危険でデタラメなX線検査

メンデルソン医師は「真っ先にやめるべきはレントゲン検査」という。

彼は、それを〝殺人兵器〟と呼ぶ。

「**医療機器の中でも、いちばん普及していて、しかも危険度においては、これに勝るものはない**」。

そして、恐怖の副作用をあげる。

▼小児白血病：胎児のときのX線検査による被ばくとの深い関連は実証されている。

▼甲状腺機能低下症：20〜30年前にレントゲン検査した人に何千、何万人と発病。

▼甲状腺ガン：歯科医の低線量のX線検査10回以下でも発病の危険がある。

「ガン、血液異常、脳しゅようの原因との警告は非常に多い。医療でのX線被ばくが原因でアメリカでは年間4000人以上が死亡している」

▼胸部レントゲン：1950年代ですでに「実際の治療には無意味」と教わった。

▼乳ガンX線検査：このマンモグラフィは実習を受けた医者でも正確さを欠く。

▼胸部X線写真：読影ではX線技師の24％が他の技師の読影と異なっていた。同じ写真を再度、読影すると、技師の31％が以前とは異なる結論を出した（喜劇コント！）。

▼肺X線写真：肺の明らかな異常を示すX線写真を〝正常〟と誤読した者が32％いた。

「レントゲン検査は、その『危険性』と『不正確』がいくら指摘されても、多くの医者と歯医者の診察室で聖なる検査としていまだにあがめられている。毎年、数十万人の女性が胸部レントゲン検査を受けるため順番待ちをしている……」（同医師）。

検査は「占いの儀式」誤診率4分の1！（CDC報告）

●10人中1～2人を白血病と誤診

「臨床検査の不正確さは、**もはやスキャンダルと呼ぶべきありさま**」とメンデルソン医師は天を仰ぐ。

衝撃リポートがある（1975年、米疾病対策センター：CDC）。

全米で発生した「**検査ミス**」（誤診）**の集計結果**である。なんと、その発生率は**全体の4分の**

1に達していた。その「誤診率」は▼**細菌検査**（10～40％）、▼**臨床生理検査**（30～50％）、▼**血液型検査**（12～18％）、▼**血液検査**（20～30％）。

日本の場合も大同小異だろう。CDC報告には顔がひきつる。さらに「誤診率」は▼**赤血球性貧血症**（31％）、▼**白血球増加症**（33％）……。ゾッとするのは、正常な検体を▼**〝白血病〟と誤診**（10～20％）。つまり、10人に1～2人は、白血病と誤診されて、猛毒抗ガン剤の治療漬けのエジキにされているのだ！

このCDC報告は「全米の検査室の1割以下しか監視していない」。さらに、ここにあげられた数値は「**最高水準の検査室の、しかも最高水準の実態**」なのだ。

アメリカで最高水準の施設で、この酷《ひど》さ。あとは、推《お》して知るべし。普通の水準の施設なら、この2倍の誤診が発生しているだろう。すると全米で行われる検査の半分は誤診……という、壮絶な結論になる。

だから、メンデルソン医師は「検査は『**占いの儀式**』の**類い**」と、**切って捨てる**。

●科学誌の論文半分以上が「無効」

さらに衝撃はつづく。

米科学基準局のリチャード・ロバーツ博士の証言。

「**科学者が科学誌に発表するデータの半分あるいは、それ以上が『無効』**である。研究者が正確にデータを測定したという証拠もなければ、首尾一貫して研究が行われたという証拠もない」。つまり、医学雑誌などの論文の半分以上がペテンでねつ造という。いやはや、お手上げとは、このことだ。その証拠もある。

科学論文の執筆者37人に根拠となったデータ提出を求めると「回答者」31人、「データを紛失した」21人、「データが届いた」7人、しかし「極めて重大ミスが含まれ不可」。ほとんど不正まみれで全滅であった。

以上は、アメリカ現代医療の惨状……。日本の現状も大同小異であることは、まちがいない。

ハイテク装置から下される死神教の「お告げ」

●99％が再検査で〝完治〟のデタラメ

——以上。アメリカの検査事情に、あぜんとして声もないはず。

最高級の検査施設で誤診率が4分の1なら、一般の病院では誤診率は半分ではないか。いや、誤診率１００％で全滅の可能性すらある。

なぜなら、「**異常と診断された２００人の患者の、ほぼ99％の１９７人に、検査を繰り返しただけで『異常が〝完治〟した』という検査結果が出た**、という研究もある。**私はこれを『傑作』と評価している**」（メンデルソン医師）。

現代医学のデタラメ、ここにきわまれり。

わたしたちは、近代病院のピカピカのハイテク装置を目前にすると、その荘厳さに圧倒される。コンピュータを駆使したこれら最新鋭の検査装置なら「診断正当率は100%であろう」と勝手に解釈してしまう。

ところが、現実は凄まじい誤診の山、また山……なのだ。なぜなら、ハイテク装置をつかっても、最後は結果を判定するのは現場の医師や技師たちなのだ。同じ写真を再度、読影すると技師の31%が以前とは異なる診断を出したなど、その一例。つまりX線検査の最低3割は誤診ということになる。X線被ばくや内視鏡検査で胃壁を傷つけたり、腸壁に穴があくリスクや、投薬の重大副作用リスクを、がまんして受けた検査の正確さが、このていたらくなのだ。メンデルソン医師は、それを現代版、**死神教の「お告げ」と呼ぶ**。検査に行ってはいけない最大理由の一つに、このような誤診だらけの「診断結果」がある。

●検査漬けの元凶、医師のノルマ漬け

患者が病院で検査漬けになる理由の一つが医者のノルマだ。

「ノルマ達成のための検査は、どの病院でも同じである。心臓学の実習生なら、認定までに心臓カテーテル検査を年間、最低150回から200回、ばあいによっては500回も行わなければならない」(メンデルソン医師)。

これは、科学論文を仕上げるにも、専門医の資格認定を取得するためにも、決まった量の臨床データが要求されるからだ。だから、若き医者は、**手当たり次第に検査ノルマをこなす**。**こうなると、対象は患者というより完全な人間モルモット**。

「かれらの頭の中にあるのは、患者にとって必要な治療かどうかではない。検査ノルマの達成のみだ。不必要な治療で、かりに患者を〝殺して〟も、ノルマ達成のためには仕方がない、というわけだ』（拙著『ガンになったら読む10冊の本』花伝社）。

日本の病院医のばあい、これに高額検査機器のローン返済のノルマが尻を叩く。

1億円以上もしたCTスキャン装置など、回転率を挙げて稼がないとローンが払えない。日本は世界でCT普及率が断トツ一位だ。ということはCTの検査漬け率もワースト一位。だからX線被ばくだけで3・2％も発ガンさせているのだ。

医者は「失敗」を棺桶の中に永久に葬る……

●病人の大量生産、大量殺害システム

メンデルソン医師は「病気は医者がつくりだす」とキッパリ言う。

「健康診断でも、じっさいには異常がないのに、『異常あり』と判断を下してしまう傾向が医者にはある」。それは「医者が仕事にしているのは、健康の発見ではなく、病気の〝兆候〟の発見

だから」という。つまり「**健康と病気は、医者の思惑と都合でいかようにも解釈することができる。サジ加減は医者しだいなのだ。この手を使えば、病人の数も思うがまま……**」「もとをただせば、**入院患者の多くは、通院の段階で医者から処方された薬を服用して、その副作用が原因で入院するはめに陥った**ということである」（メンデルソン医師）。

だから、病院側の需要に応じて、いくらでも病人を大量生産して供給することができる。そうして、病人をでっちあげたら、あとは再度、検査漬けにし、薬漬けにすることだ。有害X線や猛毒医薬品が〝患者〟の体に注ぎ込まれる。こうして、健康な人でも、ほんものの病人になってくれる。あとは**死なせず、生かさず、検査漬けにし、薬漬けの量を増やして、病院の収益を上げる**ことに努める。そうしているうちに〝毒漬け状態〟の患者は次第に衰弱して最後は、死亡してしまう。しかし、担当医は、まったく慌てない。これも予想のうち。彼はまちがっても薬害の副作用死とはカルテに書かない。適当な病名を「死亡診断書」に書いておしまい。こうして「医者は失敗を棺桶の中に葬る」（メンデルソン医師）。

第3章

胃ガン、大腸ガン、子宮ガン……他のガン検診はもっと危ない

胃ガン――バリウム検診リスクは肺ガン検診の6～300倍！

●胃バリウム検査はきわめて危険

〝チェコ・リポート〟さらに〝アメリカ・リポート〟、この二大リポートは、いずれも肺ガンのガン検診が――①肺ガン死亡率、②総死亡率――を増加させることを立証している。

でも、肺ガン以外のガン検診なら受けてもいいのでは……と、かんちがいする読者もいるだろう。

ところが岡田教授（前出）は、こう断言する。

「**放射線被ばくの害がもっとも懸念されるのは胃のバリウム検査です**」

わたしの友人でも「会社の検査でバリウム飲まされちゃって……」などと気楽に語る。

気楽に話題にするわりにバリウムとはなんだ？　と聞かれて答えられる人は皆無だろう。

「アルカリ土類金属の一つ。天然には、毒重石、重晶石などとして産出する。単体は黄白色の金属で、いくぶん展性（伸び）がある。非常に酸化されやすいので石油中に保存する。硫酸塩は水に不溶。硫酸バリウムはX線診断のさいの造影剤として知られている」（『ブリタニカ大百科事典』要約）

肝心の毒性については記述がない。つまり「人体への毒性はない」という〝こと〟で、X線検査で用いられているのだろう。

さて、肺ガンにくらべて胃ガンは、欧米には非常に少ないガンである。その理由は「塩分摂取量が少ないから」という。それにくらべて日本、韓国、中国などに胃ガンは多い。調味料、保存料として塩分を多用することが最大原因とされている。

よって、欧米では胃ガンに対する関心が低い。そのため本格的な調査がまったく行われていない。つまり、欧米には肺ガンとは異なり、胃ガン検診の危険性を研究した論文すら存在しない。

●恐ろしい胃のレントゲン検査

その日本人の胃ガンも過去約50年で3分の1に減少したという。

それは、日本人の塩分摂取量が減ったのが最大原因とみられている。かつて日本の保存食は、ほとんどが塩漬けしたものばかりだった。漬物、干物、みそ漬け、梅干しなどなど。それが冷蔵庫などの普及で食品保存に塩を使わなくてもよくなり、それにつれ胃ガンも減っていった。しかし、喜んでもばかりはいられない。食の急激な洋風化により、大腸ガンなどが激増している。これは肉食などの動物食が原因となっている。食の欧米化で日本人の病気も急速に欧米化しているのだ。

さて――。その胃ガン検診だが、専門書を読むとなかなか大変だ。

胃の内部はヒダ状の粘膜である。胃ガンは、その粘膜から発生する。検診には2通りある。①

胃カメラ（内視鏡）と②レントゲン検査である。

①は胃の中を直接のぞきこむので、てっとりばやい。しかし、食道を通して管を飲み込むのだ。想像しただけでも苦しさはわかる。

②はその点、手間もかからない。よって集団検診などでもっぱら行われているのがこのレントゲン検査だ。これは単純X線撮影。

初期の胃ガンは検診もむつかしい。粘膜のヒダに、わずかな変形が現われるていど。単純X線では発見することができない。

そこで、硫酸バリウムの登場とあいなる。この液体はX線を通さない。よって撮影画面には真っ白く映る。ところが胃ガン検診で恐ろしいのはこの②レントゲン検査なのだ。

●X線被ばくは肺の6〜300倍

あなたがバリウムによる胃ガン検査を受けるとする。

その手順は、まず前日から食事を抜いて胃のなかを空っぽにしてからのぞむのは、いうまでもない。最初にコップに入ったバリウムを少量飲みこまされる（味はうまいまずいを超越しているとか！）。そして、ベッドであお向け、横向きと体位を変えさせられる。胃粘膜ヒダにバリウムを溜めて、そのつど、X線撮影する。こうすることで粘膜のヒダの微妙な変化を読みとる。だから一枚パシャと撮って終わりという歯医者さんのようにはいかない。このバリウム造影法は日本人によって開発されたという。

岡田教授は、胃ガン検診の驚愕《きょうがく》するX線被ばくリスクを警告している。

「胃は非常に複雑な形をしているため、さまざまな方向から撮影する必要がある。迅速性が求められる**集団検診でも、3分くらいの時間をかけ、テレビ・モニターを見ながら、8枚前後の写真を撮る**。この間、**レントゲン線は放射されたままとなる**」「この検査で**被ばくする放射線量は、手慣れた技師が行っても胸部レントゲン検査のおよそ6倍（！）**とされている（検査技術とフィルムの撮影枚数に比例する）。人間ドックや病院で行われる検査になると、**被ばく量は胸部レントゲン検査の100～300倍にもなる**」（岡田正彦『がん検診の大罪』前出）。

●大腸ガン検診は最悪900倍危険

さらに無視できないのは**大腸ガン**のバリウム検査。「**X線被ばく量は、さらに胃ガン検診の3倍！**」とショッキングな警鐘を鳴らしている点だ。

上には上があるものだ。大腸ガン検診も、医者がいうままに受けてはいけない。ガン死が増え、総死亡も増える――と警告された**肺ガン検診の最悪900倍も発ガン性リスク、死亡リスクが高まる**。

これらは、恐ろしい数値だ。〝チェコ・リポート〟などで肺ガン検診の①発ガン率と、②総死亡率の激増に驚いたが、胃ガン・大腸ガン検診は、その比ではない。

肺ガン検診で、肺ガンが増加したのは、X線被ばくで遺伝子が損傷されたためだ。胃ガン集団検診では、その肺ガン検診の6倍も被ばくする。つまり、胃ガン集団検診の発ガンリスクは、肺ガン検診の6倍になる。

驚愕するのは病院や人間ドックなどのバリウムによる胃ガン検査だ。肺ガン検診に比べて、なんと100～300倍もの発ガンX線を浴びる！　こんな恐怖の事実は、医者もドック経営者も、ぜったい患者には教えない。そして大腸ガン検診被ばく量はさらに3倍とは、ただ絶句……。

乳ガン――定期検査は無意味です。おやめなさい！

●原因は動物食、食事改善が先

乳ガンは欧米人に多いガンだったが、日本人にも急増している。**過去50年で乳ガン死亡率は約2倍に増えている。**原因をあっさり言ってしまえば、日本人の食生活が和風から洋風に変わったからである。**肉、牛乳、乳製品、卵などの動物性食品の多食が乳ガンを増やしたのだ。たとえばアメリカ人女性の乳ガン死亡率は、中国人女性の5倍。**また、日系3世女性の乳ガン死亡率も日本女性の約4倍という報告もある。

ちなみにアメリカ人男性の心臓マヒ死亡率は、中国人男性のなんと17倍……！

いずれも動物性食品過多の欧米食がひきがね。だから、乳ガンの予防も治療も、一にも二にも、動物性食品中心の洋風食をあらため、穀菜食中心の東洋食にもどせば完治していく。心臓病もしかり。「食を改めれば、病は治る」。古今東西、永遠の真理。子どもでもわかるあたりまえのリクツである（T・コリン・キャンベル他著『葬られた第二の「マクガバン報告」』上・中巻グスコー出版、参照）。

この文献は、米中の食事と健康問題を比較した壮大な栄養調査「チャイナ・プロジェクト」の内容を紹介したもの。この報告書「チャイナ・スタディ」は「動物たんぱくが史上最悪の発ガン物質である」という衝撃事実を証明し、米中政府の怒りを買って、弾圧封殺されてしまった幻の栄養報告書である。

食肉産業など様々な巨大ビジネスと癒着《ゆちゃく》している政府権力が、都合の悪い報告書などを圧殺、隠蔽《いんぺい》するのは日常茶飯なのである。ちなみに現代医学の医師たちは、これら食の誤り、偏《かたよ》りがガンの原因であることを認めようとはしない。だから患者に食事指導すらしない。かれらは食事でガンが治られては困るのだ。

●乳房を上下はさんでX線撮影

話を乳ガン検診にもどそう。

日本政府は、乳ガン死が増えているため、乳ガン検診を推進している。

ここでも「早期発見」「早期治療」キャンペーンが展開されている。

厚労省が推奨する乳ガン検診の方法は、①**40歳以上を対象**。②**2年に1回実施**。③**マンモグラフィ方式**で実施する。

マンモグラフィとは乳ガン検診で行われるレントゲン検査だ。乳房を上下からはさんで上部のX線撮影装置で撮影する（図3）。

X線写真は左右1枚ずつ撮影。よって合計2枚で終わる方法と、さらに方向を変えて2枚ずつ（合計4枚）撮影する方法がある。男のわたしから見ても乳房をギュッと上から押しつぶされて撮影されるのは、苦痛とともに、いささか屈辱的であろう。

「それでも乳ガンが防げるなら」と唇をかみ締めて女性は耐えるのである。

さて、気になる発ガン性のあるX線被ばくだ。2枚検査法だと、肺ガン検診の胸部レントゲン撮影の1枚分より少し多いくらいだ。

●乳ガン検診に有効性は認められず

それでは、この乳ガン検診は〝有効〟なのだろうか？

厚労省など推進側はこう説明する。①50歳以上の女性には効果が明らか。②50歳未満は十分なデータがなく不明……。積極的に推進している割には、なんとも心細い。

乳ガン検診のマンモグラフィ検査の「有効性」に関して**8つの大規模調査の論文**がある。

この8論文を徹底的に精査した研究者がいる。その結果、**6つの論文は「被験者グループの分**

図3　痛い、恥ずかしい乳ガン検診にも"有効性"ナシ

（出典『ガン検診の大罪』前出）

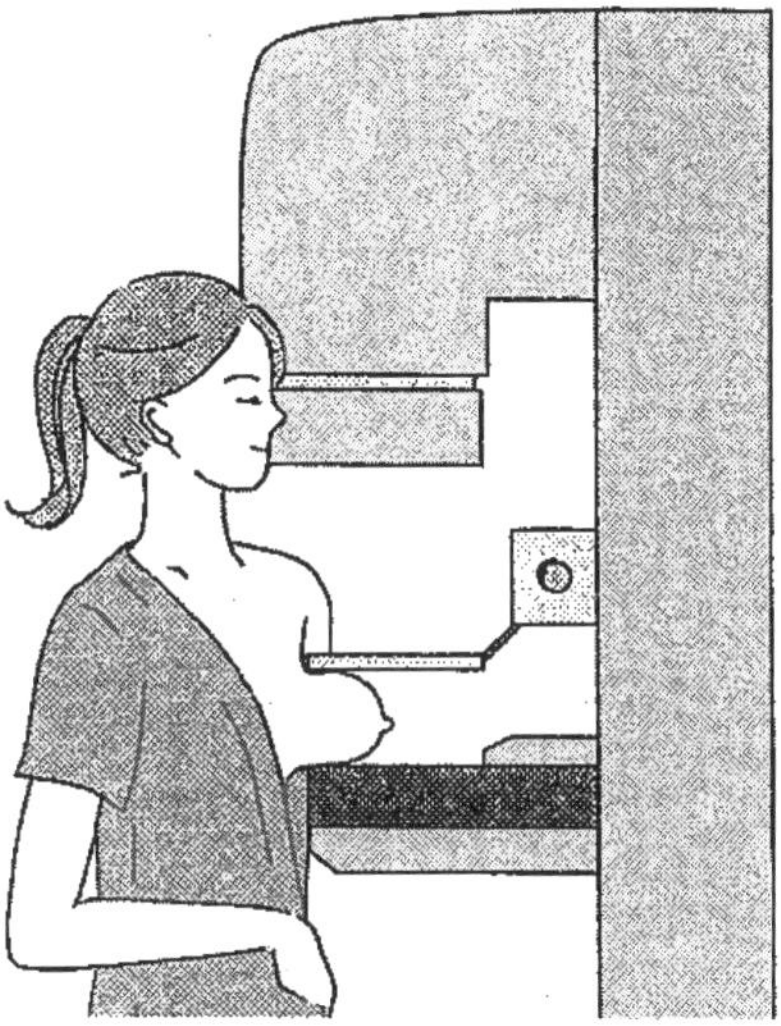

マンモグラフィ

栄養によるリスク増

動物性食品と（砂糖など）精製炭水化物食品の多い食事が体に与える影響

- 月経開始年齢を低下させる。
- 閉経期を遅らせる。
- 血中女性ホルモン・レベルを高める。
- 血中コレステロール値を高める。

類法がずさん」などの理由で**欠陥論文**と断定された。ある調査では「グループの人数が足りなくなり、こっそり追加する」などの操作を行っていた。この徹底検証の結果、学術的、統計的に**完璧だったのは、わずか2論文**だった。

そして、2つの論文の結論は完全に一致していた。

それは「**乳ガン検診に有効性は認められない**」という結論だった。さて、「まともでない」欠陥論文と断定された6論文は、なんとこぞって「乳ガン検診は有効」と結論づけていた。(『がん検診の大罪』前出より)

完璧な2論文は「有効性なし」。欠陥の6論文は「有効性あり」。これは偶然ではありえない。後者は初めから「結論ありき」だったのだろう。だから、「有効性」をでっちあげるために、様々な操作(捏造《ねつぞう》)の必要があった、というわけだ。

「結局、乳ガン検診の有効性を示す根拠は一つもなかったことになる。というよりも、**効果がないことが証明された**と考えるべきだろう」(岡田教授)。

●誤診で引き回される悲しい不幸

ただし、乳ガン検診にも救いはあった。それは肺ガン検診と異なり「総死亡」が増えないこと。肺と乳房では放射線で被ばくする容積が異なるし、放射線への感受性もちがうようだ。

ところが、次のような悲劇も起こりかねない。

乳ガン検診では約20回に1回の割合で、かならず誤診が発生する。つまり「異常がないのに乳ガンです」と告知される。さらに、その5人に1人は、まったく異常がないのに、乳房に針を刺す検査を強制される。針をさして組織を取り出す病理検査に回されるのだ。それでも異常が認められなくても「念のため」CT検査に回され大量のX線被ばくを受けてしまうことも覚悟しなければならない。

効果のない乳ガン検診を、いわれるままに受けるのはコッケイだ。

さらに、**必ず起こる誤診であちこち引っ張り回され苦痛を味わうのも屈辱だ。**

やはり「病院に行ってはいけない」原則は、ここでも通用する。

大腸ガン——内視鏡で腸に穴！　心筋梗塞や脳出血の死亡も

●お肉大好き人間の大腸ガン約5倍

大腸ガンも日本人に増えているガンだ。

その原因も、またはっきりしている。それは肉の多食にある。だいたい、人間の歯をみたら肉食獣の歯とはまったく異なる。人類は、ほんらい穀菜食の動物なのだ。なのに、食べてはいけない肉類を多食する。そのため、自然界の動物には見られない様々な病気に苦しんでいる。これを生活習慣病というが、文明病でもあり、食べまちがい病でもある。

野生動物にはガンも心臓病も糖尿病もうつもノイローゼもない。それは、自然が与えてくれた叡智《えいち》（本能）にしたがっていきているからだ。

いっぽう、人間ほど病気をする〝動物〟は地球上にいない。その意味で、人間は地球上でもっとも愚かな〝動物〟といってよい。万物の霊長などと思い上がりもはなはだしい。肉食が大腸ガンの原因であることの一例を（グラフ3）で証明しよう。

アメリカに移民した日系人がアメリカ型食事に変化していくにつれ、二世、三世と、大腸ガン死亡率が激増してついにアメリカ人の大腸ガン死亡率と同じになってしまう。

それは、**祖国日本の大腸ガン死亡率の約5倍！**

菜食主義者と肉食主義者との大腸ガン死亡率もほぼこの倍率となる。

●腸内の異常発酵で発ガン物質生成

昔から五臓六腑《ごぞうろっぷ》という。五臓とは肝臓など中身の詰まった器官のことで、六腑とは中が空洞の消化器系の器官をさす。旨い酒を飲むと古来から五臓六腑にしみわたる、という。それでは漢字の「腐る」という字をよく見てほしい。「府」の中に「肉」が入っている。これは「腑」（消化器系）に「肉」が入った状態……すなわち肉を食べた状態を指している。つまり腸の中に肉が入る。すると、肉は「腐る」のだ。

わかりやすくいえば、腸の中で悪玉菌により腐敗発酵する分解副産物がスカトール、インドー

グラフ3 アメリカ移民の日系三世は大腸ガンが5倍に激増

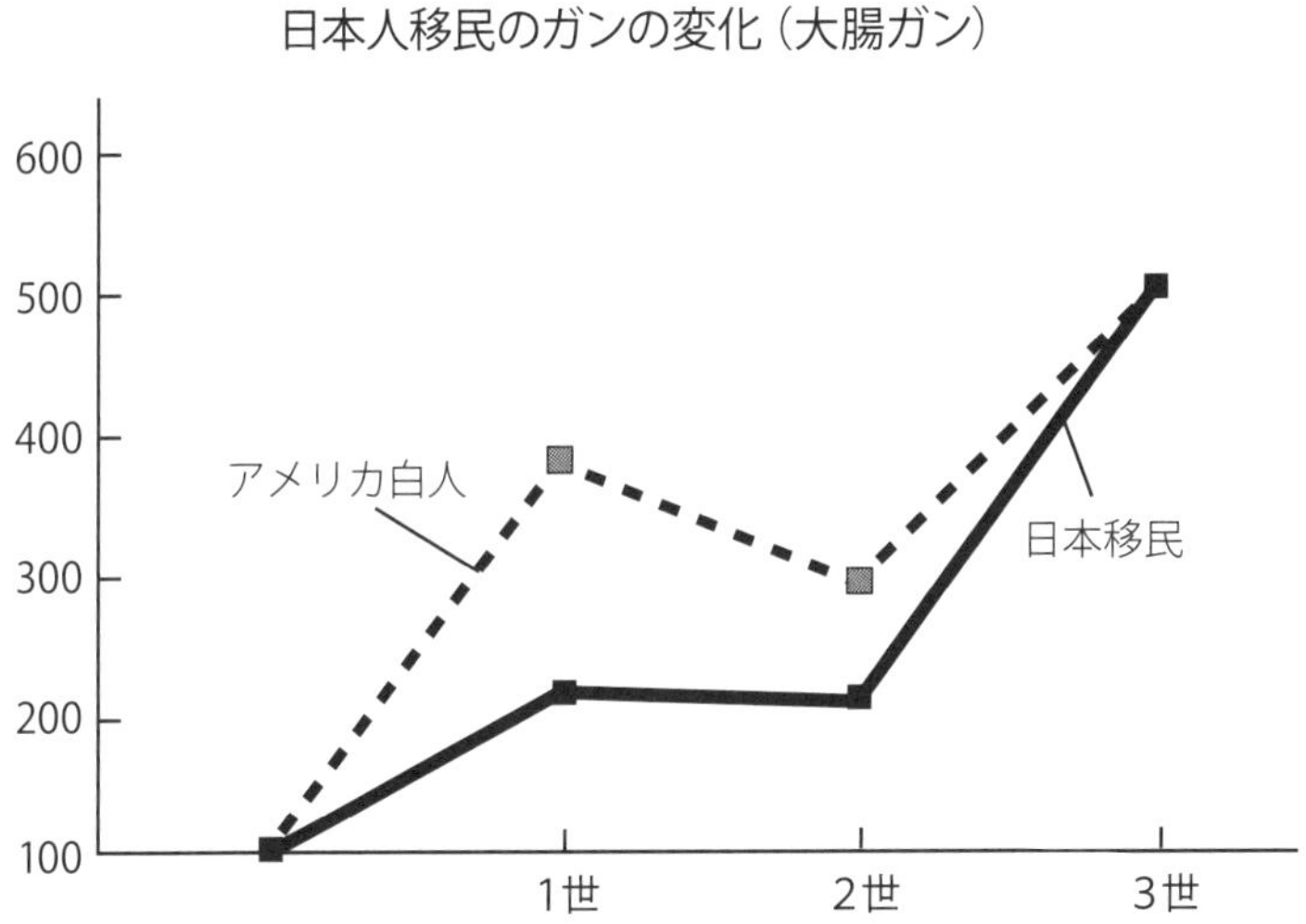

（出典『いまの食生活では早死にする』（経済界））

ルやアミン類で、すべて発ガン物質である。その発ガン物質が腸壁から吸収されて血流に乗り、全身を巡《めぐ》る。だから腸だけでなく体中の臓器や組織が発ガンする。

これが肉食者にガンが多発する根本理由である。

だから大腸ガンの予防はかんたんである。ベストの方法はわたしのようなベジタリアンになることである。洋風から和風に食スタイルをかえるだけでも、大腸ガンリスクは激減する。われわれ日本人があこがれていた肉、牛乳、乳製品、卵などの動物性食品は、ガンや糖尿病、高血圧、心臓疾患などの最大原因。だから。**これらの病気予防と治療は、これも呆れるほどかんたん。動物食から植物食の生活にチェンジする**だけでよい。

するとガン検診もガン治療も無用となる。すると、ガン・マフィアたちは利権を失う。だから、こんなシンプルでかんたんな真実もいっさい教えない。栄養教育も医学教育も、マスコミ報道さえも、〝かれら〟の巨大な圧力に支配され、これほど単純な真理すらいっさい伝えることができないのである。

だから大腸ガンが心配なら、検診に行く前に、肉をやめろ！　と言いたい。

人間の腸は、小腸から大腸につながっていることは、だれでも知っている。

大腸じたい長さは、身長と同じくらいある。意外に長いものだ。さらに、大腸といっても一種類ではない。口のほうから①盲腸、②上行結腸、③横行結腸、④下行結腸、⑤S状結腸、⑥直腸……で肛門につながっている。

大腸ガンにかかりやすいのは肛門に近い部位の⑤S状結腸、⑥直腸だ。

大腸ガンの場合、便に血が混じり血便となって出てくる。だから、大腸ガン検診で行われるのは検便である。これが集団検診でもっとも広く行われている。受診者にしてみれば、痛みもなく、レントゲンも使わない。ガン検診のなかでも最もイージーといってよい。

しかし、問題はその先である。「検便で血液反応」が確認される。すると「大腸などからの出血がある」と判断される。しかし、痔《じ》の場合でも出血する。

また腸粘膜から出血があったとしても、それがガンによるとは断定できない。腸粘膜の出血も色々な場合がある。また、逆にガンであっても出血するとは限らない。

こうなると検便もあまりあてにならない。

●内視鏡で腸壁に穴があくトラブル

だから、厚労省は40歳以上の人に次の大腸ガン検診をすすめている。それは、血便が確認され、大腸ガンの疑いをもたれた人も同じ。

それは①内視鏡、②大腸バリウム検査である。こうなると、胃ガン検査とまったく同じだ。ちがいは上から覗《のぞ》くか、下から覗くかのちがいだけ。

すると、検診リスクも同等となる。ただ前述のようにレントゲンの**X線被ばくは、こちらが胃ガン検診の3倍！　これは被ばく部位が広いからだろう。さらに肺ガン検診の最大900倍とケ**

タ外れである。

その肺ガン検診ですら、受けた人ほど「肺ガン死」「総死亡」が激増している。その最大900倍もX線を浴びる大腸ガン検診では、「大腸ガン死」「総死亡」がケタ外れになることは容易に予想がつく。

さらに内視鏡検査にも重大問題がある。まず絶食をさせられ屈辱的体勢で肛門から細長い腸カメラを挿入される体験は、快感とはほど遠いはずだ。

イギリスの調査で、内視鏡で腸壁に穴があく事故も多発している。さらに「この内視鏡検査がきっかけで**心筋梗塞や脳出血などの発作をおこして死亡する人**も一定の割合で必ずいる」（岡田教授）

ショック……わたしは一切ごめんこうむる。

さて、これら大腸ガン検診の有効性はあるのか？岡田教授によれば「残念ながら、目的とするガン（大腸ガン）による死亡率を低下させることはできても、**総死亡を減らす**――**つまり寿命を延ばす**――**ほどの効果はないこと**が示されている」（Lancet, vol.359, pp1291 ~ 1300, 2002 参照）。

子宮ガン——細胞検診のワナ、子宮全摘で「治った！」とは……

●予防ワクチンで巨利を狙う医療利権

子宮ガン検診も、大腸ガンとよく似ている。

子宮ガンといっても、一つのガンではない。①子宮体ガンと②子宮頸《けい》ガンがある（図4）。同じ子宮にできるガンでも性質は互いに異なる。まず①**子宮体ガンは高齢者（50～70歳）に発症する。②子宮頸ガンは、それより若い女性（20～40歳）に多く発症**している。患者も①子宮体ガンの倍以上と多い。

さて、②子宮頸ガンは、最近話題になっている。その理由は、その発ガン原因が「ヒトパピローマウイルスという微生物である」と主張されているからだ。つまり発ガンをうながすウイルスが特定されており、性行為によって感染することも確認されている。わが国での調査では、なんと30歳未満の妊娠した婦人の約20％が、このウイルスに感染していることが判明した。これは、ガンは「ウイルスによって起こる」というウイルス発ガン説の典型といえる。

だから、子宮頸ガンは——感染症だ——という論理になる。

しかし、この論法は詭弁《きべん》であろう。20％がこのウイルスに感染しているなら、20％が子宮頸ガンになるのか？　そうではない。人間の体内には何百万どころか何億、何兆ものウイルスや微生物がひしめいている。からだの抵抗力が落ちた時に、それらの影響で病気になることもあるだろう。しかし、何億分の一の特定ウイルスだけが、特定のガン原因だと主張するのは、あまりに荒っぽすぎる。なのに、「感染症ならワクチンで防げるはず」と、子宮頸《けい》ガンワクチンの接種を義務づけようという動きが急だ。それに対して「それは根拠のない説で、ワクチン接種は有害無益だ！」という反対論もわき起こっている。まさに、インフルエンザ・ワクチン騒動と同じ論議がまき起こっているのだ。そこには巨大利権を狙う医療マフィアの姿が隠れている。

●子宮頸ガンキャンペーンの裏側

日本で実施されている子宮ガン検診は、ほとんど子宮頸《けい》ガンを発見するために行われている。それは①内診（医師による）、②細胞診（採取粘膜の病理検査）。

厚労省は、異様に子宮頸《けい》ガン撲滅キャンペーンを展開している。そして「子宮頸《けい》ガンワクチンを少女時代に打ちなさい」という。政府広報も盛んに呼びかける。

これは、あの新型インフルエンザ騒動を想起させる。製薬会社が次の利権ターゲットにしているのは、明々白々。あの**インフルエンザ・ワクチンですら専門家から「全く予防効果はない」と厳しく断罪されている**。しかし、政府もマスコミも一切黙殺したまま強行を続けた。〝かれら〟を操《あやつ》る巨大製薬メジャーの圧力には、逆らえないのだ。

今も、厚労省は若い女性に子宮頸《けい》ガンの受診を勧め、専用検診車まで走らせている。まさに

図4

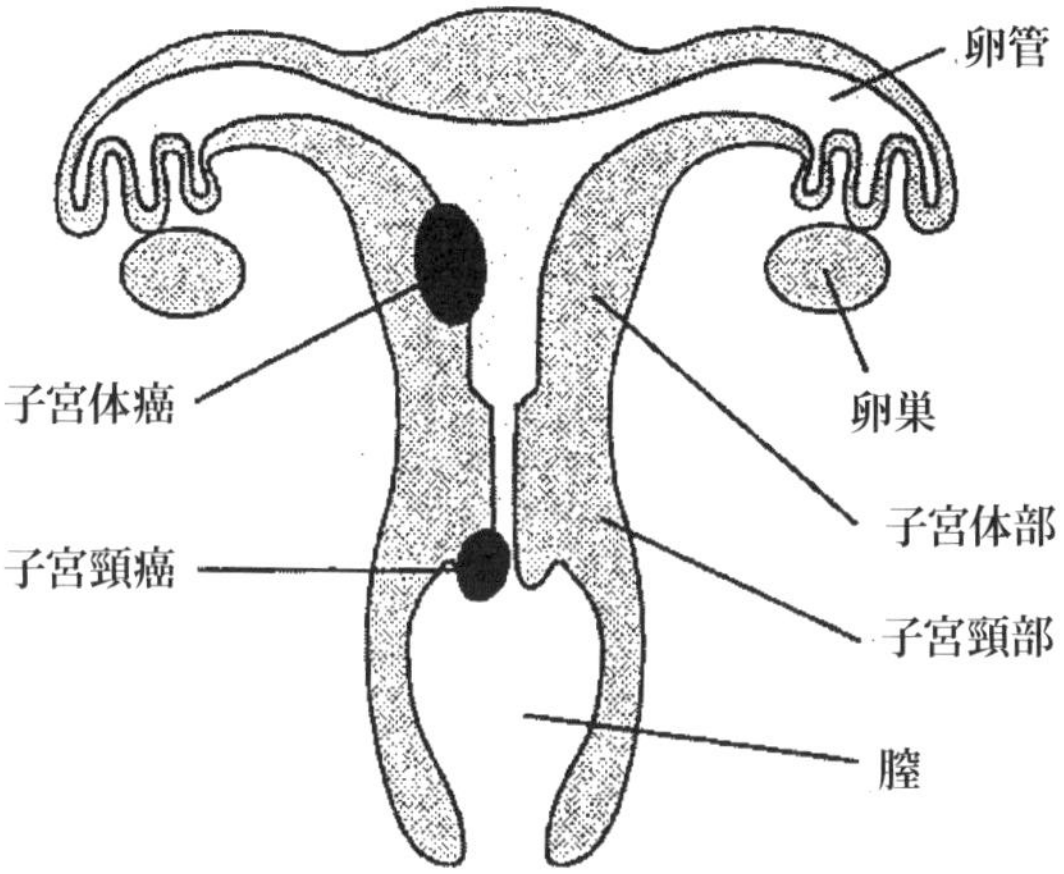

子宮がんの種類

■子宮ガン検診も無効、子宮頸ガン・ワクチンもペテンだった

（出典『ガン検診の大罪』前出）

〝市場開拓〟そのもの。検診車の車内で内診が行われ、子宮頸部から粘膜細胞が採取される。採取され粘膜の細胞は、専門検査技師と病理医師により顕微鏡検査が行われ、ガンか否かを判定する。

判定結果は、クラス1からクラス5までの5段階評価される。

クラス1：「まったく異常なし」

クラス2：「炎症などの軽い変化はあるが、ガンではない」

クラス3：「グレーゾーン。ガンであるともないともいえる」

クラス4：「ガンの可能性が高い」

クラス5：「明らかにガンである」

●毎日約5000ガン細胞が生まれる

この細胞診断にまず首をかしげてしまう。最近の研究で「人間は毎日、平均約5000個のガン細胞が生まれている」ことがわかっている。また成人ともなると「体内に数百万から数億個のガン細胞が存在するのが正常」という。つまり、ガン細胞が体内にいっさいない人のほうが〝異常〟なのだ。

それだけ、毎日、ガン細胞が生まれていて、ガンを発病しないのは、体内をリンパ球の一種NK細胞などがパトロールして、ガン細胞を発見するたびに、これを攻撃して殺しているからだ。

さて、ガン検診の一種、細胞診断は、組織の一部を採取して、顕微鏡で精査して、ガン細胞があるか、ないかを確認する。顕微鏡で〝運よく〟ガン細胞の存在を確認すると、この子宮頸《けい》ガンの細胞診では――クラス4：「ガンの可能性が高い」――と判定されるのではないか？

●数億個のガン細胞もあるのが正常

しかし、成人なら体内に数百万から数億個のガン細胞があるのがあたりまえ。ならば、**徹底した顕微鏡精査で、医師がガン細胞を発見したら、医師はラッキー、患者はアンラッキー**とはいえまいか。さらに「**ガン検診で早期発見されるのは『良性』」という近藤医師（前出）の指摘**を思い起こしてほしい。それは〝ガンもどき〟なので心配することはない。ところが、つぎに医師は「**あなたは子宮頸ガンの疑いがあります」と、喜んで抗ガン剤投与を開始したり、放射線治療をはじめかねない。あるいは手術をすすめてくるだろう。ガン〝三大療法〟という〝三悪人〟の登場だ。**

こうなると、細胞診で、だれの体内にもあるガン細胞が〝発見〟されたことは、患者にとっては最悪のアンラッキー！

「毎日、健康な人でも何千個とガン細胞は生まれている」という真実は、これまで、ガン学界はひたすら隠し続けてきた。これが国民にあたりまえの知識となると、「ガン細胞が見つかりました！」という、脅しの論法が使えなくなってしまう。

「ガン細胞が見つかった？　ばかやろう！　人間、毎日何千ものガン細胞が生まれているんだ。見つかってあたりまえだろう」と反論されたら医者はグーの音《ね》も出ない。

●子宮全摘して「子宮ガンが治った⁉」

さらに、空恐ろしい現実がまちかまえている。

〝子宮ガン〟が判明したら、医師はなんというか。

「ガンがまだ小さくて転移もみられません。よかったですね。子宮を全摘しましたから、もうだいじょうぶです。子宮ガンは完治しますよ」

「ありがとうございます」と患者も頭を下げる。

この2人のやりとりほど奇妙でトンチンカンなものはない。

医師は子宮を摘出して廃棄して、患者に「子宮ガンが治った」という。おいおい、ちょっと待ってくれ、と言いたい。

●パンクした車輪を捨てて「直りました」

あなたが自動車を走らせていて右側前輪がパンクしたとする。

修理工場に持ち込んで修理を依頼する。「わかりました」と工員はニッコリ笑って引き受ける。ほどなくして「前輪が直りました」と言って、車を示す。そこには、右前輪が取り払われた愛車が……！「車輪を取っぱらって〝直りました〟とは、ふざけるな！」。あなたは烈火のごとく怒るはずだ。しかし、これがガン治療現場だと「先生、ありがとうございました。お世話になりました」と深々と感謝の頭を下げる。

「子宮ガンが治ったなんて、ウソを言うんじゃない。子宮もガンも、いっしょに取っぱらって棄てただけじゃないか！」

このように医者に食ってかかったという本人や患者の家族が存在したということは、寡聞《かぶん》にして知らない。

この驚天動地の愚考と愚行は、子宮ガンだけでなく、胃ガンから大腸ガン、腎臓ガンなどありとあらゆるガンの手術療法で、今日もせっせと実行されている。

——愚行、万人行えば、万人これに気付かず——

● 〝ガン治療〟責め苦が寿命を縮める

この子宮ガン検診の有効性についても岡田教授（前出）は否定的だ。

「**残念ながら、**目的とするガン（子宮ガン）による死亡率は低下させることができても、**総死亡を減らすほどの効果はない**」

子宮は〝消えて〟なくなったのだから、子宮ガンによる死亡率は低下するだろう。しかし、**患者の寿命を延ばすことはできない**、のだ。

つまり「**最初のガンは〝消えて〟も、患者は早く死んでしまう**」

その理由は、チェコ、米の肺ガン検診の検証結果と同じ。手術や抗ガン剤、放射線など病院で必ず実施される〝**ガン治療**〟**という名の残虐な責め苦が、患者の寿命を縮める**のだ。

岡田教授の最後の結論は重い。

「結局、国が奨励するガン検診には、有効性を示す根拠がまったく存在しない、ことになる。少なくとも、厚労省の補助金を使って国内で行われてきた調査の多くは、どれも有益だったとは言いがたい」(『ガン検診の大罪』前出)。

子宮頸ガン・ワクチンは無効で死者続発!

●ウイルスが弱すぎ発ガンしない

厚労省は2010年8月19日、150億円の子宮頸ガン・ワクチンの接種予算を申請した。

「すべての自治体で実施を!」「国は全額負担で」マスコミも連日のようにキャンペーン記事を流す。ところが、専門医はそのワクチンは無効と批判している。

「**子宮頸ガン・ワクチンは、まったく効きません!**」

鶴見医師(前出)は、きっぱり断言した。

「ＨＰＶ（ヒトパピローマウイルス）が原因だと言われているが、あれは大ウソ。アメリカ本土では、完全に判明しています。このウイルスは、弱すぎて子宮頸ガンを絶対に作れないのです」

子宮頸ガンワクチンは、インフルエンザ同様に、この発ガンウイルスに対抗するために接種するもの。そのおおもとのウイルスに発ガン性がない！　ならウイルス接種の目的事態も崩壊する。

鶴見医師の告発は続く。

「150億円予算なんて、バカなんです。国民は何も知らされていない」と憤慨する。「いっぽうワクチンをやると死ぬ場合がある。それだけ副作用は強い。なんで、こんな馬鹿なことをやるのか？　米テキサス州知事リック・ペーリーがアメリカでいち早くガンワクチンを義務化しました。ところが、彼は製薬会社から巨額献金をもらっていたことが判明。アメリカでは大スキャンダルになりました。だからアメリカでは子宮頸ガンへの無効性はとっくに判っている。中身は有害成分だらけ。肝心のワクチン成分は見当たらない。なのに、なんで日本でやるのか。インフル・エンザワクチンと同じ。ただ金儲けです。日本人も悪い。クスリで治ると洗脳されてしまっている」

●死者続発、不妊剤まで配合とは！

ワクチンの有害・無効を訴える研究者は非常に多い。

その理由は――。

▼インドでは死者も！　子宮頸ガン・ワクチン（メルク社製）を１２０人の少女に接種して４人死亡。イギリスでも接種直後に14歳の少女が急死している。

▼「不妊剤」（ポリソルベート80）を配合！　子宮を守るためのワクチンで〝不妊〟になる⁉

▼ＨＰＶに感染しても、90％以上は自然消滅。　子宮頸ガンに進展するのは、わずか０・１〜０・15％以下。それも通常、数年から十数年かかる。

▼日本人の子宮頸ガン原因は、ＨＰＶ52・58型が多い。　ワクチンはＨＰＶ16・18型に対応。つまり、すべての発ガン性ＨＰＶを予防できない。

▼有毒な水銀系保存料（チメロサール）が配合。　神経系の病気（自閉症、ギランバレー症候群）などの重大副作用がある。

（『THINKER minibook 2』）

ほとんど無効で、死者が続発して、さらに「不妊剤」まで配合されていた……！　ある人々は本気でささやく。「これは日本人を地上から消し去るための闇の力による陰謀だ！」

●有毒成分だらけで副作用続発する

鶴見医師はワクチンに入っている有害成分を列挙する。

「防腐剤」（ホルマリン・メチル水銀）、「ゲンタマイシン」（抗生物質）、「ポルソルベート80」（避妊剤：非イオン系界面活性性剤）、「トリトンＸ１００」（同）、「ゼラチン」「卵たんぱく」「砂糖」「樹脂」「エンドマイシン」「チベロル」「アジュバント」「動物培養細胞」「ナノ粒子」……。「毒性成分ばかり。とくに『ナノ粒子』は、ひとたび細胞に入ると永久に細胞と融合して、細胞を破壊する恐れが指摘されています。『ゲンタマイシン』は抗生物質の恐ろしいやつです。これでワクチンに付く黴菌《かびきん》を殺している。こんなものワクチンじゃない。死者が出るのも当然。急性薬物アレルギー（アナフィラキシーショック）などものすごく起きる。そして、ワクチンに必要な『自己』『非自己』を見分ける成分は見当たらない」

●新インフルエンザの次の標的

「新型インフルエンザ・ワクチンは効きません。ウイルス学の常識です」。元国立公衆衛生院の感染症室長だった母里啓子《もりひろこ》氏（医学博士）は著書『インフルエンザ・ワクチンは打たないで！』（双葉社）で警告しています。それでも政府はワクチン接種を強行した。「効く」「効かない」などうでもいいのです。莫大な利益が製薬会社に転がり込めば、〝かれら〟と完璧に癒着している厚労官僚や政治家はワクチン接種をごり押しします。製薬スポンサーに支配されたマスメディアも同様です。〝かれら〟は次のターゲットを子宮頸ガン・ワクチンに絞っただけの話。

なんでも政府のいうことを丸のみにして、ノコノコ付いて行ったら……かけがえのない命がいくつあっても足りません。

第4章

人間ドック、行くほど
あなたは二次ガンになる

X線検査の恐怖！　欧米には人間ドックはない

●欧米には人間ドックなどない

「欧米には人間ドックどころか、考え方そのものがない」という。多くの医者に取材した回答は、みな同じだった。

これには、おどろきだ。「考え方」がないのだから、日本のような巨大な人間ドック産業など成り立ちようがない。ドックとは「船舶の荷役や建造、修理のために設けられた施設」と辞典にある。人間を「点検・修理する」という意味で、この名がついたのだ。

日本人の検査信仰の〝総本山〟は人間ドックであろう。いったい、日本人はどれだけ人間ドックを利用しているのだろう？　**年間利用者数は、1日コースが全国で約280万人。2日コースが約25万人。あわせて300万人超もの人々が〝総本山〟にお参りしている**勘定《かんじょう》になる（『人間ドックの現況』08年度版　日本人間ドック学会）。

この数字には仰天する。まさに、日本の人間ドック・ビジネスは、一種の巨大産業となっているのだ。さらに、日本人間ドック学会なる〝学会〟まである！　かれらは、何を研究するのだろう？

欧米人は、目的もなくただ漫然と年中行事のように人間ドックに通う日本人が信じられない。

「高いコストがかかるだけで無意味」と彼らはかんがえている。

まさにそのとおり。それこそ欧米流の合理主義。毎年、ただ漫然と体中の検査を受ける日本人の姿は、かれらには理解不能だろう。この人間ドックという発想と存在そのものが、日本人の〝検査信仰〟の奇異さを物語っている。しかし、井《い》の中の蛙《かわず》。みんながやるからオレもやる……で、とくだん、不思議さも感じなくなっているのだ。

●人間ドックは一種の脅迫ビジネス

昇医師（前出）は人間ドックを嗤《わら》う。

「人間ドックは、欧米にはない日本だけの制度。それで『すぐにガンが見つかった』という。だけど**1000人のうち1人見つけるために999人が（発ガン）X線で被ばくしてええのか！**と思う。毎年300万人以上受けている！　いいビジネスですねぇ。なんたって〝脅《おど》し〟という脅迫をビジネスにしたケース。ドック検診で診ているヤツ（医者）というのは駆け出し。これがまた当てにならん」

これら病理医の検診のデタラメ、いい加減さは、これまでみてきた。

「だから、だれに診てもらうかです。あの病院で診てもらったではだめ。だれ先生にと名前がハッキリすることがまず大事。××医大ではなく、××先生ですね。アメリカなんかではドクターは個人で責任をもってやっています。日本の場合、かならずナニナニ大学付属病院。大学信仰、病院信仰ですね。そこのだれか？　これが大切。研修医かもしれない。権威に弱いわけですね。顔が見えないと責任をとらない。だから、いい加減になる」。悪循環である……。

次は地獄行き新幹線……乗りますか？

●改札の次は新幹線〝のぞみ号〟

ドックでガンが発見された！　やれよかったと喜べない。「早期発見」は「早期殺害」に通じるからだ。**「早期発見」ガンの8〜9割は「良性」である……という事実を忘れてはならない。**あなたは、××病院などのガン専門医を紹介されるだろう。

かれらは確実にガン〝三大療法〟を行う。抗ガン剤、放射線、手術の3点セット。これは、アメリカの技術評価局（OTA：Office of Technology Assesment）ですら「代替療法にくらべ危険で無効」と断定している。しかし、そのOTAリポートを、日本の政府、医学界、マスメディアはこぞって〝握りつぶした〟。だから、その衝撃内容を日本人は、だれも知らない。日本で**〝ガン死〟とされているガン患者の8割は、この〝三大療法〟の犠牲者なのだ。**

わたしの学生時代の友人Kから電話があった。会いたいという。それも、奥さんも一緒である。会って理由を聞くと「人間ドックで甲状腺ガンだといわれた」という。彼は社員100人を超える会社の社長。毎年、ドック入りが恒例だった。

「医者が『ガンです』と、あまりあっさり言うので、そっちにおどろいた」と苦笑い。彼には病院に行かず玄米菜食に切換えて、体質改善で治せ、とアドバイス。拙著『病院に行かずに「治す」ガン療法』(花伝社)をプレゼントした。この本は、会員の4分の3が中期・末期のガン患者ながら、年間生存率95%という驚異の生存率を誇る「いずみの会」(名古屋)の実績などを紹介したものだ。95%は10年間の平均値なのだからスゴイ。会長の中山武氏は「**ガン患者が病院に行くのは、地獄行きの新幹線に乗るのと同じですわ**」と笑う。「列車の名前、〝のぞみ号〟ですなぁ。1回乗ったら、降りられしません(笑)」

人間ドックは、〝のぞみ号〟の改札口のようなものだ。

●ドックの診断も相当いい加減

その後、Kから「家族全員、玄米に変えて、体調が抜群に軽くなった!」と喜びの電話が入った。彼が医者のすすめどおり〝新幹線〟に乗って、手術、抗ガン剤、放射線の3点セットの治療を受けていたら、もはや、優しいまなざしのあの顔も見おさめであっただろう。しかしながら、現代の病院での〝ガン治療〟の正体が、じつは8割を殺す〝殺人治療〟であることに気づいたKはラッキーだった。99%の人は、そんな戦慄《せんりつ》の現実には、まったく気づかず〝のぞみ号〟の乗客になるのである。気づいて慌《あわ》てるのは〝終点〟が近づいた時だ。しかし、もう、遅い……。

会社経営者で人間ドック入りを、年中の〝恒例行事〟にしている人は多い。もう1人の友人S

もそうだ。ドックの診断で「心臓が相当悪い」という結果に青くなった。そこで、知人の専門医を訪ねて再度診断をしてもらうと「まったく異常はありません」

「何万円もとりやがって、ドックっていいかげんなものだなあ」と憤慨《ふんがい》しきり。それでも〝恒例行事〟は欠かしていない。

なかには人間ドックを出てすぐに心臓マヒで死んだ……という笑えぬ悲劇も聞いた。ドックを出た船がすぐに沈没したようなもの。〝総本山〟のご利益もあてにはならない。

「定期健診は効果なし」と欧米各国はキッパリと断定。いっさいの「定期検診」も行っていない。推奨もしていない。

「定期健診」は国家による発ガン作戦だ

●「定期健診は無効なので勧めない」

岡田教授に取材すると、欧米事情がわかってきた。

「今から約150年前に、たしか英国人のだれかが『いろんな検査を年に一回以上やっておくと、病気の予防ができる』と発表した。それを聞いて皆が『なるほど、そのとおり』と思いこんだ。それで世界中で一時期、年1回の健診が始まったのです」

定期健診の発想が150年も昔からとは意外だ。

「ところが近代に入ってエビデンス（証拠）が言われ始めた。欧米では早い時期から目覚めた研究者たちが『人間ドックを受けた人』『受けなかった人』の追跡調査を行ったのです。多くの研究者の調査結果は、ことごとく**『人間ドック』『年1回健診』を受けた人のほうが『健康で長生きをしている』という証明ができなかった！** その結果、欧米の多くの国々で**『年1回健診は有効性を示す証拠がない』**という判断を下した。そして**『国や学界として勧めない』**と公に明言したのです」

欧米各国が「定期健診」や「人間ドック」の有効性を真っ向から否定している！　日本人は、だれもが耳を疑うだろう。国家や学界が「効果を否定」しているのだから、欧米に公的な「定期健診制度」など、存在するわけがない。

いっぽう**日本では、政府が企業経営者に年1回以上の「定期健診」を法的に義務づけている。**欧米とは真逆《まぎゃく》だ。これは、いったいどういうことか？

理由は**政府と医療利権との癒着以外に考えられない。**

「人間ドック」は欧米にない日本の奇習

●知らぬはドック信仰の日本のみ

「ところが欧米の一般人のほうが、政府・学界の否定を信じなかったんですね。『そんなわけがない』と。検査を受けて病気を発見してもらえれば、健康になれるはずだ。日本人も欧米人も、みんながそう思っていますから。とくにアメリカでは、かなりの人が『健診を受けたい』と希望している。ドクターのほうも、来ればお客さんですから（苦笑）ビジネスになるでしょう。だから、断らずに健診を引き受けている。けれど『ちょっと変だと思う』と言ってる人が非常に多いですね」（岡田教授）。

ちょっと漫画チックな状態である。

「そうなんです。とくにアメリカの場合は、医療保険が民間ベース。ちょうど日本の生命保険みたいに〝特約〟が色々ついてくる。『わが社の医療保険に入ってくれると年に1回、検査を受けられますよ』と勧誘している。多くの人は、そういう〝特約〟を活かして病院に押しかけている。飛行機で言えばマイレージみたいなものです（笑）」

ただし、毎年、専用施設で相当高額のお金をはらって、会社のビップが〝ドック入り〟する、なんて構図は、日本以外ではみられない。まさに、知らぬは日本人ばかり。

●ドックで陥る一種の確認恐怖症

「欧米には人間ドックはない」とは、だれもがわが耳を疑うだろう。いっさいの健康診断、人間ドックやらをやめた拓殖大学学長の渡辺利夫氏のコメントである。

「一種の確認恐怖症になっているんですね。検査で数字を確認しないと気が済まなくなっている。

しかも、健康を確認したくて検査を受けていながら、その一方で異常値がないと逆に落ち着かないという矛盾も同時にはらんでいるのです。こんな心理は人間ドックを受けなければ生まれません」(『週刊現代』前出)。

まさに〝人間ドック信仰〟に囚《とら》われてしまっている。

ドックに行くほど大量X線検査でガンになる!

●X線被ばくで二次ガンが増える

「人間ドックに行くから、あなたはガンになる」

こう言えば、あなたはハラが立ってくるはずです。

「冗談いっちゃ、いけないヨ。バカも休み休み言えよ」

ところが、それは専門家が警告しているのです。

人間ドック検診で、もっとも恐ろしいのがレントゲン検査によるX線被ばく。いうまでもなく放射線の一種X線には強烈な発ガン性がある。さらに催奇形性もある。いずれも、放射線エネルギーが遺伝子DNAを破壊してしまうからだ。

一度でもレントゲン検査を受けると発ガンリスクは高まる。だから、できうるかぎりレントゲン検査は、避ける。これは健康管理の常識だ。

肺ガン検診で、逆に肺ガンが増え、寿命が短くなっている……という衝撃事実を胸に刻んで欲しい（29ページ以降参照）。それも、肺ガン検診で照射されるX線がガン激増原因になっていたのだ。

ガンを防ぐための検診が、逆にガンを増やしていた。この驚愕《きょうがく》事実は、あなたの周辺のひとたちにも知らせて欲しい。ガン利権の総本山の政府（厚労省）やマスコミがその事実を国民につたえることは金輪際《こんりんざい》ありえない。

●大量レントゲン検査漬けが怖《こわ》い

さて――。会社や自治体で行う通常の健康診断では、胸部X線写真を1枚撮る。それでも、被ばくはおおいに問題だ。ところが、人間ドックは念入りに2枚撮る。

食道や胃のガン検診では、通常は7枚撮る。しかし、人間ドックは〝丁寧《ていねい》に〟8枚以上撮る。

「高いお金をいただいていますから」と担当者は慇懃《いんぎん》に会釈《えしゃく》するだろう。

「このドックの検査は丁寧《ていねい》だなぁ！」と感心してはいけない。

強烈な発ガン性のX線をそれだけ浴びるのだ。発ガンリスクは人間ドックに行くたびに高まる。たとえば**食道や胃の検診のばあい。人間ドックは、通常のガン検診の4～5倍もX線を浴びせる。**これを**胸部X線検査とくらべると、なんと約800倍の被ばく量になる。ガンを防ぐために人間ドックに通って、ガンの元凶を大量に浴びているのだ。**まさに知らぬは当人ばかりなり。医療が原因となって発生するガンは〝二次ガン〟と呼ばれる。

人間ドックに毎年、まじめに通っている人は、この二次ガンのリスクを確実に高めているのだ。

さらに、毎日、人間の体内では数千個ものガン細胞が生まれている。X線被ばくはこれらガン細胞を刺激、悪性化して、ガンを多発させてしまう。

人間ドック診断を欠かさない人にたずねると「ガンが怖いからねぇ」という。しかし、ガンを予防するためと思って高額のお金を払って通っている人間ドックが、ガンを増やす元凶だとは、死ぬまで気がつかない。そんな、お人好しの日本人がほとんどだ。

「精密検査」「ガン告知」恐怖がガンを増やす

●「要精密検査」のストレスで病気に！

人間ドックで増えるのは〝二次ガン〟だけではない。他の病気発症リスクも確実に高まる。

まず、人間ドックや病院で検査を受けると、結果はほとんどすべて数値でズラーと弾《はじ》き出される。

「昔の医者は人を診て、今の医者は数字を診《み》る」といわれる。

「すべて異常なしです」。人間ドックで、こう告げられたら「やれやれ、今年も安泰か」とホッとするだろう。

「すべて正常の範囲に収まっています。よかったですね」と笑顔でうなずく。

あなたも、思わずほほ笑みを浮かべて一礼する。どこの病院でも見られる光景だ。

これが逆だとあなたの頬《ほお》はひきつる。

「異常な数値が出ています」と医師は渋い顔をかしげる。

「いったいどこが悪いんでしょうか？」。あなたは、まるですがりつかんばかりに尋《たず》ねる。

「要精密検査ですね……」と言われると途端に青ざめる。膝《ひざ》がふるえる。

●ガン告知恐怖で気力10分の1に

病院や人間ドックで患者に通告される「要精密検査」。いったいどこまで信頼したらいいのか？

『週刊現代』（前出）で、岡田教授（新潟大）が忠告する。

「……『要精密検査』と判定されたからといって、すべてが**ただちに治療が必要なわけではない**のです。正常と言えないまでも、放っておいてかまわない異常もある。ところが、『**要精密検査』と言われて病名を告げられると、そのストレスから体調を崩してしまう人も少なくない**のです」

こうなるとご本人には申し訳ないが一種の喜劇である。

病気にならないために行ったドックで、病気にされてしまうのだ。

これはガン検診にも、まったく同じことがいえる。「ガンの恐怖」はもの凄《すご》いストレスで患者を襲う。医者の不用意な「ガンです」の告知で患者の精神力は垂直にドスーンと奈落《ならく》の底に逆落とし。気力レベルは10分の1に激減する（67ページ参照）。

すると精神面の影響を受ける免疫力（NK細胞）も比例してドーンと激減。それに、反比例してガン細胞がグーンと激増する。つまり、**ガン検診の最悪〝副作用〟こそガンの爆発的増加**なのです。

受診者90％に異常値⁉　正体は病人〝生産施設〟だ

●数値ストレスで病気は重くなる

日本人の検査数値へのこだわりも、ただただ異常としか思えない。

ある読者のかたから相談を受けた。

「血糖値が、毎月上がり続けているんです。どうしたらいいでしょう？」

すがるような目付きで、差し出したノートには、ビッシリ隙間《すきま》なく日々の血糖値が書き込まれていて、ゾッとした。こうなると、もはや強迫神経症だ。

「あなた、気にするからストレスで血糖値が上がるんです。ほっときゃヨロシイ」

それでも救いを求める表情は変わらない。ここまで来ると〝検査信仰〟も狂信の域《いき》にたっしている。国をあげての医療マフィアによるマインド・コントロールの恐怖を実感した。この〝数値〟強迫神経症には、いろんなパターンがある。

もっとも多いのが血圧恐怖症。とにかく自分の血圧が気になって仕方がない。当然、みずからも血圧測定器を購入して毎朝、毎夕計っている。そして、その数値に一喜一憂する。

本人は、健康管理に気をつけていると胸を張るかもしれないが、はたから見ればコッケイだ。

●数字の前に食事を気にしろ！

あるでっぷりと太った中年の方は、前立腺ガンの指標である腫瘍マーカーのPSA値を、これまたノートに真っ黒に書き込んで「最近、数値が悪くなっているんです」と汗をふきふき表情が曇《くも》る。

戦後、前立腺ガンが急増しているのは、食事が欧米化して肉食が激増したのが最大原因。ベジタリアンには前立腺ガンなど皆無といっていい。だからPSA値を気にするヒマがあったら肉食をやめればいい。数値も劇的に改善する。数字を気にする前に、毎日の食事を気にするべきなのだ。

このことを説明しても当人は、釈然としない顔付きで首をかしげる。

病、膏肓《こうこう》に入る――というが、縁なき衆生《しゅじょう》は度《ど》しがたし。

「**野生の動物は病気をしない。なぜなら病院に行かないからだ**」

このジョークの意味を噛《か》みしめてほしい。

●〝異常値〟で90％以上を病人に

人間ドックに入ったら誰でも体験するが、すべて正常値ということは、まずありえない。

『人間ドックの現況』（前出）によれば、全受診者90％以上が何らかの〝異常値〟を指摘されている。「人間ドックはある意味、『病気のお墨付き』をもらうために行くようなもの」と『週刊現代』（前出）は皮肉るのだ。

90％以上に〝異常値〟があるなら、「90％以上を病人に仕立てられる」

ここで、人間ドックの本来の存在目的がクッキリと浮かび上がってきた。

それは病人の〝大量製造〟である。ここで受診者に「病気のお墨付き」を与え、病院に大量に送り込む。医療マフィアにとっては、じつによくできた〝悪魔のシステム〟である。わたしは、ここにメタボ健診と同じ、悪辣《あくらつ》な陰謀を嗅ぎとる。

まず、「正常」と「異常」を一定数値でラインを引くことじたいが誤りである。

人間には背の高い人、低い人もいる。体重の重い人、軽い人。これが個性というものである。

人間の体質や生理にもさまざまな個性がある。それを「生化学的個性」という。

フルマラソン42㎞を走破してケロッとしている人がいれば、いっぽうで１００ｍ走っただけで息が上がる人もいる。アルコールについても同じ。一升びんをあけて平気な人もいれば、お猪口《ちょこ》一杯で真っ赤になる人もいる。

●正体は病人の〝大量製造〟施設

人間の生理機能は、これほどの大差がある。では、どちらが正常なのか？

両者とも正常なのである。ところが、医療現場で行われている「正常」「異常」の数値切りは、これら「生化学的個性」をまったく無視したものである。まさに非科学的である。「大学のエライ先生たちが決めたことだから」と、庶民はご託宣《たくせん》をありがたくおしいただく。エライ先生たちの後ろ盾《だて》に、医療マフィアという巨大権力が控えていることなど、夢にも気づかない。

日本にしかない、といわれる人間ドック。その正体は――病人の〝大量製造〟施設――であった。受診者の90％以上に〝異常値〟を指摘して「病人のレッテルを貼《は》っている」ことがその証拠である。10人のうち9人以上が「不健康」「病人」であることなど、ありえない。しかし、レッテルを貼られた当人は、不安と恐怖のストレスで本当の「病人」になっていく。それが、〝かれら〟の狙《ねら》いなのだ。

むろん、人間ドック学会や関係者も「冗談じゃない」と憤《いきどお》るだろう。

「わたしたちは病気予防のために誠心誠意を尽くしているのに……」

それは、まちがいないでしょう。しかし、人間ドックが真に果たしている役割は、病人の大量生産である、という真実はこれもまた変わらないのです……。

見つけてはいけないガンを見つけて悪性化

●健康者を病人に仕立てている！

これまで「正常値」だったものが、いつの間にか「異常値」とされている！

そんな奇妙な現状が近年ゴロゴロ現われている。

従来「正常」範囲だった数値が、国の生活習慣病対策とやらで「異常」や「要注意」にひっかかる。**政府の〝方針〟で人間の健康の「正常」が「異常」にすりかえられている。**許される話ではない。

「……**青信号の点滅前でも『異常』『要注意』になる」と告発する識者もいる。これは「健康者を病人に仕立てている」という戦慄の証言に**他ならない。

地域医療で数多くの健康相談を行ってきた、天理よろず相談所病院（奈良県）の副院長、今中孝信医師も、現在の過剰検査の弊害を告発する。

「人間ドックで見つかるガンは緊急性のないものばかりだということを見落としてはいけません。緊急性のあるものは、ドックにかかる前に発現しています。ところがドックで一度でもガン細胞が見つかったら、緊急性がないにもかかわらず、すぐに治療を受けたり、経過をみる場合は、定期的に検査を繰り返すことになる。ガンが〝悪性〟に変化していないか日常的に怯《おび》え、医者から『大丈夫です』と言われるまで、大変なストレスのもとで暮らすことになるのです」（『週刊現代』前出）。

こうなると**人間ドックの現場は、健康人を病人に仕立てる〝病人狩り〟が行われている**のと同じだ。現場のスタッフに悪意はなく、善意で必死に業務に励んでいることだろう。しかし、かれらもドックの〝本来の機能〟に気づいていないのだ。

●検査ストレスで健康な人も病人に

「長生きしたければ、病院に行くな」とマスメディアとしては、勇気ある特集を組んだ『週刊現代』も、こう指摘する。

「(危険なレントゲン検査の) 他にも、苦しい検査はたくさんある。ガンの生検の傷がいつまでもジクジクと痛むことがあるし、肛門からカメラを入れて検査をする大腸へのファイバースコープ挿入は、大腸の大きく曲がっている部分に管を通すために熟練を要するので、未熟な医師がやれば、受診者にとって大きな苦痛となる。これらのストレスが、本来は健康だった人を病人に変えてしまうケースが少なからずある――現場の医師たちは、そう力説してやまないのだ」

岡田教授（前出）によれば、大腸内視鏡検診ではカメラが腸壁に穴をあけるという事故も多発している。また、一定割合で検査後、心筋梗塞などで死亡する例も報告されている。それだけ、検診は生体にとっては耐え難いストレスをあたえている。ほんらい病気を治すための検査が病気を作っている。さらに悪化させているのだ。

本末転倒。パラドックス……。羊の群れのように、医者の言うとおりに唯々諾々《いいだくだく》としたがっていたら、命がいくつあっても足りない。

でたらめ診断で地獄のガン治療に引きずり込む

●米国ではガン〝三大療法〟を否定

「でも、人間ドックはガンを発見してくれるじゃないか！」

それでもあなたはドックを擁護《ようご》するでしょう。ところが、ガン発見後の治療自体が、恐怖の殺人医療であることを、わたしはこれまで多くの著書で告発してきた。

たとえば『ガンで死んだら110番、愛する人は殺された』（五月書房）。

アメリカでは、1990年、代替療法に比べてガン〝三大療法〟は無力どころか危険でガンを増やし、患者の命を奪っていると断罪している。（OTAリポート）

OTAは、抗ガン剤等の〝有効性〟を完全否定したのだ。

この衝撃事実に対して、厚労省やガン学界は箝口令《かんこうれい》を敷いて、いっさい秘密とした。

岡田教授もこう証言している。

「腫瘍にも種類があり、そのまま放っておいても進行しないものも数多くあります。ところがいまは、すぐさま強制的に切除などの治療に移る。治療前に悪性腫瘍かそうでないかを病理医が判定するのですが、じつはその判定も主観に頼る部分が多く、必ずしも科学的とは言えません。ですから、それが本当に必要な治療だったのかどうか、わからない部分があるのです」（『週刊現代』前出）。

つまり、ガン治療の大前提とされている「早期発見」「早期治療」キャンペーンも「絶対的なものではなく、科学的根拠はない」と教授は言う。あなたは声も出ないはずだ。

〝地獄行き〟新幹線に乗せられて

以上――。**ガン検診の正体は、発ガンX線を多用してガンを発生させる〝企《たくら》み〟でした。**

さらにX線や細胞診によるガン〝判定〟すら様々な医学者が告発するようにいい加減です。ある医師が「悪性」と判定したものを他の医師は「良性」とする始末。それほど大ざっぱなのです。そして、現場の医者は病変の〝人相〟を見て「疑わしき」はガンと〝判定〟する。後で「ガンを見過ごした」と非難されることを恐れるからだ。

だから早期ガンの8～9割は「良性」なのに一応すべて〝ガン〟ということにしておく。するとガン治療でも病院に多大な利益収入が見込める。

これほど無茶苦茶な検診で〝ガン〟の烙印《らくいん》を押された患者は哀れです。病院では、すぐさま手術の日程が組まれる。抗ガン剤治療が開始される。放射線照射も決定される。あれよと言うまもなく患者は〝地獄行き〟新幹線に引きずりこまれたも同然。

これら抗ガン剤、放射線、手術のガン〝三大療法〟は、ガン治療に無効なばかりか、患者の免疫力を殺ぎ、患者を衰弱させ、死なせていく。まさに地獄のガン治療。公表されたガン死者の80％は、実はこれら無残なガン殺人治療の犠牲者である……という戦慄の真実に早く気づいてほしい。

「わたしは受けない」良心的医師たちは声をそろえる

●「受けない！」良心的医師たちの証言

では、あなたはどうしたらいいいか？

誠実で、良心的な医師のアドバイスにしたがえばよい。

かれらはガン検診や人間ドックなどの有害無益な正体をはっきりと知っている。だから、検査も検診もキッパリ拒否している。安保徹教授は、「検診も検査もいっさい受けない」と著書などで広言している。

ガン統合療法で著名な帯津良一医師（帯津三敬病院、名誉院長）も「人間ドックは受けたこともないし、受けるつもりもない」

ガン検診の虚妄を断罪する岡田正彦教授（新潟大）もこう述べている。

「ずっと以前は、勤務先で定期的に行われる健康診断はもちろん、人間ドックなどもすすんで受けていました。しかし真実を知ってからは、人間ドックやガン検診は、受けないことに決めました（もちろん定期健康診断だけは法律で定められているものですから、受けないわけにはいきません）。しばらくしてから気がついたのは、人間ドックを受けるたびに感じていたストレスが、まったくなくなり気持ちが軽くなっていたということです。検査がいかにストレスの大きいものであるかが、止めてみてわかったというわけです」（『がん検診の大罪』前出）。

さらに、第8章に「医者は自分は検診を受けるか？」アンケート取材を行った。

7人の医者、全員がガン検診どころか人間ドックも受けない、と明言している。

いずれも、現代のガン治療の問題点に造詣が深く、著書など多数の著名なドクターばかり。医学界オピニオン・リーダーであるかれらが、真っ向からガン検診や「早期発見」「早期治療」などを、有害無益と断罪している。それにくらべて、患者はあまりに呑気《のんき》にすぎる。馬鹿正直にすぎる。

日本人は病院信仰、スウェーデン人は予防信仰

●病院、クスリ、医者、検査…信仰

日本人は、病院好き、クスリ好き、お医者様好きで有名だ。

なにかといえばクスリを飲み、少しぐあいが悪いと病院に行く。そして、それに、検査好きが

加わる。これは、日本人独特の〝四大信仰〟といえる。

「もう、いいトシやから、お医者様にちゃんと診てもろたがいいよ」

九州の田舎の母の口ぐせであった。そこで、わたしが書いた『抗ガン剤で殺される』（花伝社）を送ってあげた。一読した母は、仰天して「ヒェー！　こら、恐ろしいバイ。病院行ったら殺される」と、以来、検査をすすめなくなった。ちなみに、この本は母の知人、友人らから希望が殺到して10人以上に回覧されたときく。

「ガンを治す」と信じていた抗ガン剤が、治すどころか毎年約27万ものガン患者を〝毒殺〟している。その驚愕《きょうがく》事実を、わたしは同書に具体的に書いた。

かれらは、一様に病院の恐ろしさに目覚めたのだ。かれらのクスリ、病院、医者、検査の〝四大信仰〟は消え失せたはずである。

しかし、いまだほとんどの日本人は無意識のうちに、これら〝信仰〟にとらわれている。では、なぜ検査の行列に並ぶのか？　その理由は「みんなが受けているから」。日本人の多数迎合の生き方は、反省すべきだ。なぜなら、その先に恐ろしい地獄が待っているからだ。

●スウェーデン人の5倍も病院好き

日本人がいかに「病院好き」かを示すデータがある（表1）。

先進諸国のひとびとが年間、どれだけ病院など医療機関で受診しているかを調査したもの（「O

ECD：経済協力開発機構」報告　２００５)。

一目で日本がダントツ1位であることがわかる。年間1人当たり13・8回も受診している。つまり、赤ん坊からお年寄りまで月に1回以上、病院に行っている計算になる。これがいかにすごい数値か、医療先進国といわれているスウェーデンの2・8回にくらべれば一目瞭然。日本人はスウェーデン人の5倍も病院に通っていることになる。

それだけ検査漬け、クスリ漬け、手術漬けなどのリスクも高まるのは、いうまでもない。それでは、スウェーデンは医療貧国なのか？　そうではない。

国民1人当たりの年間医療費は35万円（05年）。日本は28万円（04年）。ナント、1人当たりの医療費はスウェーデンのほうが1・25倍も多い。

●医療費無料で予防医療を徹底

スウェーデンと日本の医療の根本的ちがい。それは、**スウェーデンには私立病院は存在しない。すべて医療は行政によって行われている。だから、利益追求の医療など同国では考えられない。**国全体は21州に分かれている。各々の州議会が独立して医療運営に当たっている。医療は三段階で分類される。

一次医療：予防医療、**健康管理、老人介護など。**

二次医療：**簡単な病気、慢性疾患のための医療。**

表1　**1人当たりの年間受診回数**（OECD、2005年）

国　名	受診回数
日本	13.8
韓国	11.8
スペイン	9.5
デンマーク	7.5
ドイツ	7.0
イタリア	7.0
フランス	6.6
オーストラリア	6.1
カナダ	6.0
オランダ	5.4
イギリス	5.1
アメリカ	3.8
スイス	3.4
スウェーデン	2.8

■日本人はスウェーデン人の5倍も病院に通っている
（国民一人当たりの年間医療費はスウェーデン（35万円）は日本の（28万円）の1.25倍も多い。

三次医療：重症患者、特殊検査や治療のため医療。

これら一〜三次まで、医療は行政によって統一的に管理運営されている。さらに、驚くべきは医療費の80％が各自治体の税金によってまかなわれていることだ。**患者の自己負担は1・5〜8％とおどろくほど少ない。**不足分は国の税金から支出される。つまり、健康診断から病気治療、老人介護まで、ほとんど無料なのだ。なら……？　と首をひねるだろう。

「医療費タダなら、病院に人があふれるんじゃないの？」

日本人なら、だれでもそう思う。ところがスウェーデン人の受診率は日本人の5分の1という少なさ。それは予防医療（プライマリー・ケア）の発想が全国民に徹底しているからだ。

同国が国をあげて行っているのは①病気予防の啓蒙《けいもう》活動の普及。②子どものころから予防教育の徹底。③医師以外の医療スタッフの充実。④妊婦、高齢者など弱者対策の完備。⑤日帰り手術など、過剰医療の排除——など。

●病院信仰vs予防信仰…どちらが正しい？

さらに国民は、各々、家庭医を決めておくことを義務づけられる。

いわゆるホーム・ドクターで、家族の健康管理や病気予防を指導する。なるほど、これでは医療利権を狙《ねら》う医療マフィアなど、育ちようがない。

高負担、高福祉の社会民主主義という制度のちがいがあるとはいえ、羨《うらや》ましいかぎりだ。日本人は、病院、クスリ、医者、検査の〝四大信仰〟にとりつかれている。

スウェーデン人を支えているのは〝予防信仰〟だ。正しい食生活や運動、心身の調和を保てば病気にならない。そのことを子どものころから学んでいる。

だから、無闇《むやみ》に病院やクスリ、医師、検査信仰に走らない。こうして、スウェーデン人の受診率が日本人の5分の1である……ナゾも解けたのだ。

これに対して、わがニッポンは盲目的な〝病院信仰〟――どちらが正しいかは、いうまでもない。

第5章

受けるな！　メタボ健診「健康人を薬漬け」の大陰謀

薬害で、寝たきり、ボケ、脳こうそく、ガン激増

●男94％、女83％が「異常」に！

大櫛陽一《おおくしよういち》教授（東海大学医学部）は『メタボの罠《わな》――「病人」にされる健康な人々』（角川SSC新書）で告発する。

彼はメタボ健診批判の急先鋒の学者だ。教授は訴える。

「**08年度から義務化された〝メタボ〟健診では、男性の94％、女性の83％が『異常』！　この国は、国民を薬漬けにしたいのか？**」

医療統計学の権威である教授は、そのデタラメが我慢できない。

たとえば、メタボ健診のウエスト周囲径の基準値は、松澤佑次《まつざわゆうじ》氏（当時、大阪大学医学部教授）によって作成された。松澤氏は「メタボリックシンドローム診断基準検討委員会」委員長を務めた。まさに、〝メタボの陰謀〟の大ボスなのである。

大櫛教授はこう批判する。「その（ウエスト周囲径）の論文には医学統計学的に大きな誤りがある。中年男性の半数を病人にしたてる結論が先にあり、この結論にあうように無理な論理を組み立てた『捏造《ねつぞう》』としか思えない内容である」

わたしも『メタボの暴走』（花伝社）で、その大陰謀を告発した。

「『強制健診』のあとに地獄のクスリ漬け」。これが〝メタボの陰謀〟だ。40〜74歳まで、国民2人に1人が**「強制健診」**に**「お呼出し」**。うち3060万人は**「病院送り」**等にされる。かれらを待つのは**コレステロール低下剤、降圧剤、血糖降下剤などの薬漬け**。これらは恐ろしい副作用があり、**筋肉が溶け「寝たきり」**になったり、**認知症、脳こうそく、ガンなどが激増する**。専門医は、すでにコレステロール低下剤の副作用で年間1万人が〝殺されている〟と告発する。降圧剤など高血圧治療で死亡が5倍に激増という驚愕《きょうがく》データもある。いっぽうで製薬メーカーなどは、これらクスリの売り上げ激増で、目のくらむ莫大利益を上げることができる。濡れ手に粟《あわ》のボロ儲けである。

どうして、このような狂気が強行されたのか？

背景には――製薬会社、医学界、政治家、官僚、マスコミ5者の癒着《ゆちゃく》構造がある。それはまさに〝黒いペンタゴン（5角形）〟。〝かれら〟は一種の医療マフィアを形成して、国民の命を食い物にしているのだ。

これが、メタボ健診の裏にも黒々と横たわる〝大陰謀〟の構造だ。

医療資本（メジャー）の頭にあるのは売上増のみ。それは国際的にも、国内的にも変わりはない。〝かれら〟は政府中枢とも強力に癒着《ゆちゃく》している。当然、政権与党との緊密な関係はいうまでもない。〝かれら〟はつねに、新たな市場（マーケット）を求めてうごめいている。

病気でないのに〝メタボ〟病名でっちあげ

●メタボ市場を狙う医療メジャー

医療メジャーが目をつけたターゲット。それがメタボ市場である。

メタボはいまや流行語となってしまった。

その語源はメタボリック症候群である。これでは、なんのことかわからない。

それは――「心筋梗塞や動脈硬化と密接に関係している病態」（『経済・ビジネス用語辞典』）。

その典型的病態（状態）が肥満である。

このメタボリック症候群という言葉が登場したのは2005年。この年4月に、日本動脈硬化学会や日本糖尿病学会などが日本人向けの「診断基準」を作成した。

「肥満や血圧、血糖など個々の検査データは正常値を少しはずれた程度だが、複数あるとメタボ症候群に当てはまり、心臓病や糖尿病などのリスクが大幅に上がる」（同辞典）。

つまり、**これまで別々にとらえられていた肥満や高血圧、高血糖、高脂血などを、メタボリック症候群という名でひっくるめて、一つの〝病気〟にでっちあげた**わけだ。

大櫛教授（前出）は「メタボは新しい病気ではない。生活習慣病の〝改善対象〟にすぎない」と強調している。病気でないものを〝病気〟と言いつのるのは誤りであり危険だ。

しかし、そこに医学界、製薬会社など医療産業の深謀遠慮《しんぼうえんりょ》があった。

クニによる健診「強制」は憲法違反である

そもそも国家が強制する〝健診〟などあってはならない。平成の〝徴兵検査〟とヤユする声すらある。それは個人の自己決定権を明記した憲法違反なのだ。

さて、強制メタボ健診の診断基準とは——。

●〝平成の赤紙〟で出頭命令

隠れ〝メタボ〟は、40代以上の男性を中心に1000万人以上と推計されている。つまり、潜在市場が1000万人を超えるわけで医療メジャーは、まさにそこに目を付けたのだ。医学界が、勝手に診断基準を作るのも問題がある。ところが、それを、〝かれら〟はなんと〝徴兵検査〟ならぬ〝国民健診〟基準としたのだ。

2008年4月から強制施行された「メタボ特定健診」制度は、国民にとっては、寝耳に水、青天の霹靂《へきれき》だった。わたしは、それを〝メタボの陰謀〟と呼んでいる。

対象は40～74歳の「健康保険」加入の被保険者と被扶養者のすべて。つまり、40歳を超えた中高年の日本人なら、全員がこの〝陰謀〟の対象者となる。その数、約5700万人。つまり日本人の2人に1人、当局から郵便で「メタボ特定健診」案内の通知が舞い込む計算になる。わたしは、これをかつての「召集令状」にたとえて、〝平成の赤紙〟と呼ぶことにした。さらに健診会場で行われるのは、いわば〝平成の徴兵検査〟だ。

●2人に1人呼出し、4人に1人病院送り

「案内」通知の指定場所に出向くと、あなたは服を脱がされ「特定健診」の対象者となる。まず**①腹囲や②血圧、③血糖値、④血中コレステロール値などが詳細に測定される。**それで、終わりではない。

受診者の半分強の3060万人には〝呼出し通知〟が送付されてくる。メタボ診断基準のどれかに該当したのだ。つまり、あなたは、めでたく（？）メタボリック症候群と認定された。

〝出頭命令〟に応じて出向くと、その程度（軽症）（重症）に応じて2つのコースが用意されている。

⑴「保健指導」（軽症）：6か月以内に「適正数値」に近付けるよう、くりかえし「指導」を受けなくてはならない。

⑵「受診勧奨」（重症）：メタボ程度が重いと判定。病院治療を命じられる。はやくいえは「病院送り」である。

※⑴も改善が見られないと⑵「病院送り」に回される。

●健診を拒否すると罰が下される

わたしが「メタボ健診」を平成の〝赤紙〟〝徴兵検査〟にたとえたのは、揶揄《やゆ》したからではない。じっさいに「メタボ健診」は国民の義務として法制化されたのだ。

その法的強制力の根拠となっているのが「高齢者の医療の確保に関する法律」（第18条他）である。そこには——市町村が実施している老人基本健診と、会社が実施している職場健診を統合する——というもの。そこで、**国保（国民健康保険）と健保（健康保険組合）の「保険者」が、国民に対して強制的に①「特定健診」、②「特定保健指導」、③「受診勧奨」ができるように定めたのである。**

「特定健診」の案内（〝赤紙〟？）が郵便受けにあっても「余計なお世話だよ」とゴミバコに投げ込んだとする。ところが「健診拒否」に対して、国家はペナルティを用意している。それは、保険医療費負担の10％増額という罰だ。これは後期高齢者支援金の増額という〝罰〟で、保健組合などに下される。

また健康保健法には、「『不行跡《ふぎょうせき》』（わるい行ない）による病気、怪我に対しては保険金を支払わなくてもよい」という定めがある。国が法律で義務付けた「特定健診」を故意に拒否して、病気になった場合に、この条項が適用される恐れがある。つまりメタボ健診拒否は「不行跡《ふぎょうせき》」に相当すると認定され、保険金が降りなくなる……！

国家による処罰が予定されているメタボ健診、それは国家による強制健診そのものである。

病人増産「メタボの陰謀」に潜む10の大罪

●憲法違反など問題点がゾロゾロ

さらに――。

メタボ健診の大陰謀には、掃《は》いて捨てるほどの問題点が山積している。

まず「公共の福祉に反しないかぎり、国民は自己の生き方を決定する権利がある」と憲法にうたっている。

①憲法違反：憲法（第11条）には国民の自己決定権を明記。

「太ろうが痩《や》せようが、それは個人の自己決定権に委《ゆだ》ねられる」。国家が強制力をもって「もっとやせろ！」と「健診」「指導」「受診」を強制指導するのは、まさに憲法（第11条）の自己決定権に違反する。また同13条には「幸福追求権」を定めている。「美味しいものを食べて幸福になりたい」と望むのは、個人の「幸福追求権」である。

「食うな」「痩《や》せろ」と国家が強制するのは同条項に違反する。

②利益誘導：「健診」「受診」などで利益を上げる病院が特定される。

「メタボ健診」「保健指導」「受診勧奨」で出向く医療機関（病院）は、当局（健保組合等）が決定する。国民は自分の好きな病院を選べない。決められた病院に〝出頭〟しなければならない。

これは、当局と癒着《ゆちゃく》した特定病院のみが、メタボ健診の利益を独占することを意味する。

③情報管理：国民の健康情報という重大な個人情報が国家に掌握《しょうあく》される。

健康情報は、国民にとって重大なプライバシーである。それがメタボ健診により、最終的に国家に一元管理される。恐ろしい国家統制の第一歩になりかねない。それは公安、警察、税務機関などへ流用される恐れがある。

④情報漏洩《ろうえい》：個人の健康情報が厚労省から保険会社などに漏《も》れるのは確実。

肥満度、血圧値、血糖値、コレステロール値などの個人情報は、生命保険会社などにとっては垂涎《すいぜん》の情報。これまでの情報漏洩《ろうえい》事故をかえりみれば、メタボ健診情報の漏洩《ろうえい》は、ほぼまちがいなく起きる。

⑤医療崩壊：「受診勧奨」で３０００万人以上が病院送り。医療費爆発で崩壊。

専門家はメタボ健診の受診者半数が健診に引っかかり、３０００万人超が「病院送り」になると推計。これら膨大な人々が殺到すると医療費は爆発的に増大し、医療は崩壊する。

⑥薬漬け医療：これがメタボ健診、大陰謀の狙い。〝患者〟は降圧剤などで薬漬け。

メタボ健診の真の狙いが医療利権の新たな市場開拓。よって、〝患者〟は指定病院で降圧剤、血糖降下剤、コレステロール低下剤などの〝メタボ薬〟で、クスリ漬けにされる。製薬メーカーは莫大な利益をあげる。

⑦薬害爆発：降圧剤、血糖降下剤、抗脂血剤などには重大副作用があり薬害が激増する。

降圧剤は認知症、血糖降下剤は動脈硬化、抗脂血剤は筋肉融解《ゆうかい》から寝たきりをつくりだす。最終的にはガンが多発する。メタボ健診の終着は、大量の〝薬死〟である。

⑧病人量産：血圧、血糖値、脂血値を低くして〝病人〟を大量生産し薬漬けに。

メタボ健診の狙いは〝健康人狩り〟である。かれらを〝病人〟に仕立てて、強制的に病院送りにして薬漬けにすること。

⑨医療独占：医療メジャーが市場独占し食事療法など代替療法を排除・弾圧する。

巨大製薬資本など医療メジャーは、伝統的な食事療法など、もっともメタボに有効な療法や団体を排除、弾圧する。そうして拡大した医療市場を独占する。

⑩強権国家：個人の自己決定に国家が強制介入。国民を弾圧する強権国家への道だ。

憲法は国家は、基本的人権として「国民の自由な生き方を尊重せよ」とうたっている。メタボ健診は、それを弾圧する第一歩である。自由を守るためにも許してはならない。

デタラメなメタボ基準！　作成医に製薬会社から8億円

●メタボの暴走に各界から非難囂々《ごうごう》

２００８年４月のメタボ健診強行の前に、わたしはその内容のデタラメさに呆れ果てた。

そして、これは製薬資本による市場独占の大陰謀であることに気づいた。そこで、告発書『メタボの暴走』（前出）を世に問うた。同書で前出10項目の問題点を批判した。このメタボ健診の暴走は、その内容のあまりの酷《ひど》さに、医学界からも異論噴出。囂々たる非難が巻き起こった。痛烈な批判書も次々に刊行され、まさに書店はメタボ批判コーナーができるほどになった。

批判の嵐はやまず、それにつれメタボの大陰謀の正体も露見していった。

たとえば『インサイダー』（編集人、高野孟№420号）。

「……一言でいえば、厚労省・医学界・製薬会社の癒着である。日本版メタボの基準を作った張本人は、**日本肥満学会と日本動脈硬化学会を牛耳ってきた松澤佑次**である。彼が2003年度まで教授を努めた大阪大学医学部・第二内科（現在の大学院医学研究科分子制御内科学）に対する奨学寄付金を調べると、2000年度から2005年度まで6年間で、**8億3808万円**で、**そのほとんどが製薬会社の寄付金**だった。**ずば抜けて多いのは三共（現在の第一三共）の1億1600万円**。この会社は日本で最大シェアを持つコレステロール低下薬（メバロチン）の製造・販売で年間2000億円を売り上げている」

メタボ関連の製薬メジャーから、大金をもらって学者がメタボ基準をつくっていた！

あまりに〝わかりやすい〟産学癒着の構造である。

●「ガイドライン」（指針）の深い闇

肥満学会の松澤教授が、メタボ基準の「肥満度：腹囲85㎝以上（男性）、90㎝以上（女性）」を策定したことは、まちがいない。

さらに、このメタボ騒動で、ふつうの人なら知り得ないガイドライン（医療指針）の存在も露見した。ガイドライン（指針）は、厚労省、学界、業界の三者合同で「作成」する〝たてまえ〟になっている。それは、全国の医師に「診断」「治療」の方法を「指示」する公文書である。つまり、様々な疾病《しっぺい》ごとに「診断法」「治療法」が事細《ことこま》かに記《しる》されている。わたしが尊敬する安保徹教授（前出）に「医学部では治療法をどのように教えるのか？」たずねたことがある。すると、先生は淡々と「**医学部では治療法なんて、教えないヨ**」と答えて、わたしをビックリさせた。

「エッエー！　では、いったいどこで治療法を学ぶんですか？」教授答えていわく「病院に勤務して先輩のやり方をまねしたり、またガイドラインというものがあるからね」

わたしは、そのときガイドラインなるものの存在を、初めて知ったのだ。

知人のK医師によれば、**毎年、『ガイドライン集』が厚労省から出るという。現場の医師は、そのページをめくり、首っぴきで、書いてあるとおりに「診断」し、書いてあるとおりに「治療」する、という。「治療」内容は、ほとんどすべて「投薬」である。**

病状ごとに、事細かに薬剤名が列挙されている。医師は、その「指示」にしたがって「処方箋」を書く――という〝しかけ〟である。

●金をもらったら研究は即禁止せよ

岡田教授（前出）は証言する。

「国立大学や私大では、民間から研究費を受ける正規手続き方法があります。それは寄付として納金してもらう。国立大の場合、いったん国庫に入って契約をした研究者に還元される仕組みになっている。だから、法律上はまったく問題はない。ですが、ここは人間の心理ですから、**製薬会社から多額の研究費もらって、その会社のクスリの悪口を言わないいんじゃないか、と誰しも思う。そこが日本の臨床研究制度の一番の大きな問題点です**」

欧米では「利益相反《りえきそうはん》」といって、当該企業の利益に関わる研究者は原則として研究に携わってはいけない。欧米で常識である。

「2年ほど前から日本でも叫ばれるようになってきた。寄付金を受けるときは『利益相反』をしません、と『誓約書』を書く。すると寄付はもらってもかまわない。当該研究をしてもかまわない。欧米は100％公開が義務づけられている。論文書くときは『このメーカーから飛行機代イクラ出してもらいました』とか……。そして、論文には『カネは貰ったが研究結果は何ら影響されない』と末尾に書いてある（苦笑）。欧米も日本も同じ倫理的問題を抱えています」（岡田教授）。

企業から金をもらったら即禁止にしないと、エンドレスだ。

「ガイドライン：指針」は死に導く〝悪魔のレシピ〟だ

●正体はクスリ漬けの〝レシピ〟

わたしは安保教授にたずねた。

「ガイドラインって、だれが作るんですか？」

「それは、製薬会社に覚えのいい教授たちが、一緒に作るわけサ……」とニヤリ。

「ガイドラインどおりに治療してれば、あとで問題が起こっても訴えられないで済むわけよ」

調べてみると、2000年以降でも600を超えるガイドラインが策定、公表されている。それらは各年度版『ガイドライン集』として刊行され、全国の医師の手元に届くのだ。わたしは、医者というのは毎日、色々な患者を診ていて、よく個々の症例に対応できるものだな、と感心していた。しかし、かれらは、みずから日々の研鑽《けんさん》を積み重ねて「診断法」「治療法」を会得《えとく》しているわけでは、なかったのだ。また、かつての伝説の名医〝赤ひげ〟のように師匠が弟子に、診断や治療法を伝授する、わけでもなかった。

医療現場では、そんな師弟関係などとっくの昔に廃《すた》れていたのだ。

現場の医師にとって、大切なのは一にも二にも『ガイドライン集』なのだ。早くいえば医者の〝虎の巻〟である。悪くいえば〝カンニング・ペーパー〟。

つまり、患者の生死は、ひとえにこの〝ペーパー〟にかかっている。つまり病院にやって来る患者の生殺与奪《せいさつよだつ》を握《にぎ》るのが、まさに『ガイドライン集』なのだ。

●医者は薬の大量供給ロボット

全国統一のガイドライン通りにやっておけば、医者は誰からも責任を問われない。おまけに、その「指針」は、政府（厚労省）のお墨付きなのだ。さらに、ガイドライン通りに治療を行えば、病院は確実に利益があがる。

なぜなら、ガイドラインの正体は、クスリ漬けの〝レシピ〟だったからだ。

このようにガイドラインの第一の目的は「クスリの売上げ」である。患者の健康では断じてない。

わたしは、どうして日本の医療現場で、それこそ馬に食わせるほどクスリを出すのか、不思議で仕方がなかった。しかし、ガイドラインの存在で、はっきりわかった。

そこには**病名や症状ごとに、投薬する薬剤名が、それこそ一覧メニューのごとくズラリと列記されている！**　**医者はただ無批判にロボットのごとく、それを処方箋とカルテに書き写しているだけなのだ。**なんのことはない。日本の医療現場では、医師たちは、製薬メーカーから大量供給される医薬品群を患者ごとに、大量配給する〝ロボット〟と化してしまっている。**大量投与、副作用被害、薬害死、医原病、医療過誤、依存症……悲惨な被害があとを絶たないのも当然だ。**

●作成医に製薬会社から億単位の寄付

この医薬品供給メニューであるガイドライン作成には、医師や学者なら、だれでも参加できるというわけではない。安保教授のいう製薬メーカーに〝覚えのいい〟という発言が気にかかった。

その驚きの構図は、メタボ健診スキャンダルで白日《はくじつ》の下《もと》にさらされた。

政府による08年度からのメタボ健診の内容が公表されるや、そのデタラメさに医師や研究者たちから非難が噴出した。「メタボ診断基準がメチャクチャである」というのが批判の根拠であった。

その診断基準を作成した〝A級戦犯〟リストが存在した（表2-1）。

「メタボリック・シンドローム診断基準検討委員会」なる組織の名簿だ。委員長には、業界から8億円超の寄付を集めた松澤佑次氏（前出）。そうして委員13名。オブザーバー1名。よくみると「血栓止血学会」「高血圧学会」「動脈硬化学会」「循環器学会」……などなど、メタボに関連する学会から参加者がズラリ名を連ねている。さまざまな学会があることにも驚くが、当然、この委員会を組織した旗振り役が存在する。

薬漬け「指針」作りで医者と役人を操《あやつ》る製薬会社

●寄付金と天下りのエサで支配

悪魔のガイドライン（指針）を作っている黒幕は製薬メーカーである。

表向きの事務方は厚労省役人である。さらに〝戦犯名簿〟に顔を出さない真の〝戦犯〟が存在する。それが製薬メーカーだ。はやくいえば公表された〝戦犯〟リストの学者たちはダミー。操《あやつ》り人形《にんぎょう》といってよい。さらに、『読売新聞』（08／3／30他）のスクープ記事によれば、メタボ基準にかかわった、これら医師たちは治療薬メーカーから寄付金を受け取っていたことも判明。2002年から04年度の**3年間だけで、委員長の松澤氏（阪大名誉教授）は3億1500万円。斎藤康氏（千葉大教授）2億7010万円……などの巨額寄付金がズラリ**（表2－2）。

メタボ診断基準だけで億単位のカネが製薬メーカーから、ガイドライン作成医師らに渡っているのだ。他のガイドラインも推《お》して知るべし。

『読売新聞』の調査で、これら「**指針」作成医師の9割が「製薬会社から寄付をもらった」ことを認めている**。これは、言い方を変えれば〝ワイロ〟である。

それは、製薬会社に都合のよい「指針」作りに協力した〝見返り〟なのだ。さらに、厳しくいえば、製薬メーカーに飼われた犬たちへの〝エサ〟なのである。

表2－1　メチャクチャなメタボ基準を作成した“A 級戦犯”リスト

メタボリックシンドローム診断基準検討委員会

委員長	松澤佑次			代田浩之	日本循環器学会
委員	池田康夫	日本血栓止血学会		寺本民生	日本動脈硬化学会
	片山茂裕	日本高血圧学会		中尾一和	日本肥満学会
	北　徹	日本動脈硬化学会		槇野博史	日本腎臓学会
	久木山清貴	日本循環器学会		宮崎　滋	日本肥満学会
	齋藤　康	日本動脈硬化学会		山田信博	日本糖尿病学会
	島本和明	日本高血圧学会	オブザーバー	藤田敏郎	日本内科学会
	清野　裕	日本糖尿病学会	事務局	中村　正	
				船橋　徹	

日本内科学会雑誌第 94 巻第 4 号・平成 17 年 4 月 10 日

表2－2　製薬企業が「指針」作らせ患者は“薬漬け”地獄

（出典：「読売新聞」08/3/30）

診療指針の作成にかかわった医師が治療薬メーカーから受けた寄付金額

（2002~04 年度合計）

◆メタボリックシンドローム

松澤佑次・大阪大名誉教授 船橋徹・大阪大准教授（事務局）★	3億　150万円
齋藤康・千葉大教授★	2億 7010万円
藤田敏郎・東京大教授 （オブザーバー）（高）	1億 4780万円
北徹・京都大教授	1億 2565万円
中尾一和・京都大教授	1億 1948万円
槇野博史・岡山大教授	1億 1010万円
島本和明・札幌医大教授（高）	1億　870万円
山田信博・筑波大教授	1億　340万円
久木山清貴・山梨大教授	6205万円
清野裕・京都大名誉教授（02、03年度のみ）	4900万円

（高）は高血圧の指針の委員も兼任

大阪大学第二内科の奨学寄付金（2000~2005年度）上位20位

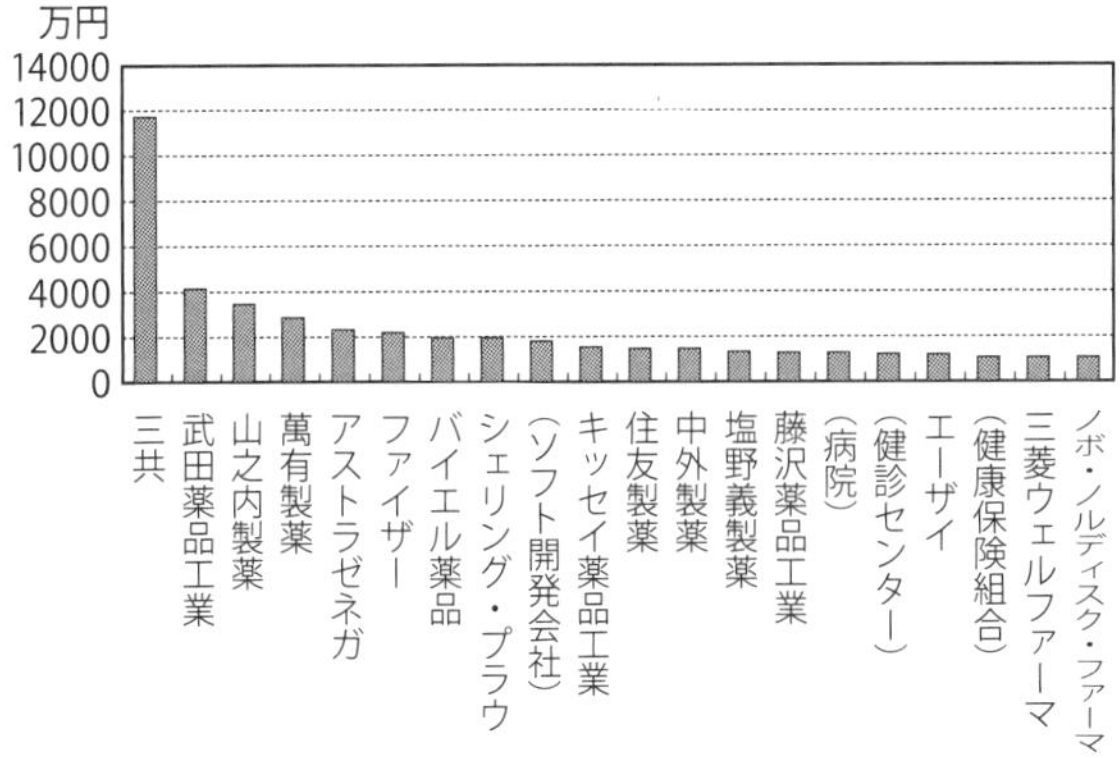

結論を言い切ってしまえば、ガイドラインを作成している「黒幕」はまちがいなく製薬メーカーである。

●薬剤名がズラリ！　薬害は止まらない

だから、どんな「病名」「症状」でもガイドラインに自社の「医薬品」名をズラリ書き連ねる。作成委員会の厚労省役人も医師たちも、製薬メーカーに〝飼われている〟。役人には豪勢な天下りポストが用意されている。だから、ノーチェック。医師も製薬会社が作ったクスリ漬け〝メニュー〟にそのままサインをする。これは、体のいい学者の〝名義貸し〟だ。しかし、その〝名義貸し料〟が数億円なのだ。これはこたえられない。

そもそも「指針」作成医が、当該製薬メーカーから金をもらう。欧米では絶対にありえない。**金をもらえばメーカーに有利な「指針」を作成するのは当然だからだ。露見すると犯罪行為として厳しく処罰される。**

それが日本では、当たり前の〝慣行〟として長い間定着してきて今日にいたる。開いた口がふさがらない。薬害天国が終わらないのも当然であろう。

だから、全国の医師が患者を前にして、首っぴきでページをめくる『ガイドライン集』は、**あなたをクスリ漬けから死に導く〝悪魔のレシピ〟なのだ。**

「長生きしたかったら、病院に行ってはいけない」理由が、おわかりいただけただろうか？

「腹回り」基準――国際社会から物笑いのタネ

●「日本の『腹囲』基準は誤り」(国際糖尿病連合)

日本の腹回り測定はまったく意味がない。国際社会から笑い者にされているのだ。製薬メーカーから億単位の金をもらって〝メタボ学会〟の医師たちが作成した診断基準ガイドラインが、いかにデタラメかをみてみよう。

■男性腹囲が女性より小さいのは奇妙

肥満度：腹囲85㎝以上(男性)、90㎝以上(女性)

まず「肥満度」を測る最初の基準が非難の嵐にさらされた。

〝陰謀〟は第一歩からずっこけたのだ。「国際糖尿病連合(IDF)から、2006年秋に、(日本のメタボ健診基準は)『男性のウエスト周囲計の方が小さいのは〝奇妙〟だから、日本の基準は使わないように』と声明が出された」(大櫛教授、前出)。

同連合は「日本人の基準は男性90㎝以上、女性80㎝以上が正しい」と発表。

国際的な学会に「腹囲基準」は、まっこうから否定されたのだ。この基準値は致命的な欠陥があったわけだ。

「男性のウエスト周囲径が女性より小さく設定されているのは日本だけ」と大櫛教授は、

2006年7月19日放送のNHK『クローズアップ現代』のビデオ撮り取材でも指摘した。「ウエスト基準は世界的基準から見て問題がある」とコメント。さらに「他の項目も科学的根拠がない」と具体的に批判。そして「**メタボリック症候群は病気ではない。生活習慣病改善の目標にすぎない**」「世界的に見直しが始まっている」と約1時間、主張した。しかし、放映された内容をみると教授のコメントは1分に削られていた。

「残りはメタボリックシンドロームを、新しい病気のように強調する内容であった。批判的内容も放送したことで公正さを装うというのは、NHKの常套《じょうとう》手段のように思える」（同教授）。

●NHK3日前に放送中止の怪

大櫛教授は、NHKディレクターにこうレクチャーしていた。

「米国では、メタボリック症候群より、タバコやトランス脂肪酸が心筋梗塞の根本的な原因とされている」。驚いたディレクターは渡米して取材を行った。その内容はNHKのホームページに番組予告された。

「この（メタボ）新基準の統計学上の問題点や取り扱いを巡る行政の対応に疑問の声もあがっている。どうすれば生活習慣病の予防ができるのか。有害なものを社会的に排除している米国の取り組みも交えて検証する」（『番組予告HP』№2271）。

ところが奇妙な事態が起こった。

「担当ディレクターから電話で、米国取材部分が放送3日前になってカットされたとの報告があった」。大櫛教授は疑問をなげかける。「なぜ、放送直前になって、カットしなければならなかったのか？　NHKは公正な報道機関ではなかったのか？」。彼はこう確信した。「**NHKの番組チェックが制度化しており、政府の方針に差し障《さわ》りのある内容が番組予告後でもカットされる可能性**がある……」

つまり〝メタボの陰謀〟に公共放送NHKまで荷担していたという証拠である。

■ヘソ位置で測るのも日本だけ

大櫛教授は、さらに批判する。

「ヘソ位置で測るのも日本だけ」という。この〝独自方法〟のため「女性の基準値が男性を上回る結果になった」とは！　医師によれば「女性は骨盤が大きく、ヘソ位置ではそれが測定値を広げてしまい、内臓脂肪を正しく測定できない」。〝測る位置〟までまちがえていた！　それほど日本基準はオソマツきわまりない。

欧米の診断基準をみてみよう。

①欧州：男94㎝、女80㎝、②米国：男１００㎝、女89㎝、③東南アジア：男90㎝、女80㎝、④中国：男90㎝、女80㎝……。⑤日本は男85㎝は厳しく、女90㎝は大甘。

「日本の〝足切り〟ならぬ〝腹切り〟基準の男85㎝は異様に厳しすぎることが、はっきりわかる。また女性90㎝は〝デブの帝国〟アメリカを抑えて世界一甘い」（拙著『メタボの暴走』前出）。

ちなみに大櫛教授はスポーツ万能の超健康中年。それで教授のウエストは85㎝だからメタボ第一条件にひっかかる。「85㎝という数値は日本人男性のウエスト周囲径の中央圏にあたる」という。つまり「上位5割の人が自動的にメタボ健診にひっかかる」しくみを医療マフィアたちは考案した、というわけだ。

「国民のごく標準的な数値が、保健指導の対象となること自体、この基準のおかしさをあらわしている」（大櫛教授）。

内外の批判の嵐に焦った厚労省は、08年、肥満度BMI指数などをつけ加えて、メタボ健診を強行突破したのだ。

高血圧——降圧治療で死亡率5倍！のショック

●高血圧ハードルを下げたのは誰だ！

「降圧剤治療を受けた人ほど早く死ぬ」

あなたに、この恐怖の現実を知って欲しい。降圧剤を飲んでいる知人に教えて欲しい。

すでに20歳以上の20％、70歳以上43％が降圧剤を飲まされている。

日本の高血圧治療薬の売り上げは年８０００億円以上（04年）。医薬品市場で第1位だ（降圧剤・血管拡張剤）。

医療マフィアは「さらに売り上げを伸ばそう」と、高血圧定義のハードルを下げてきた。そこまでロコツにやるか！

■血圧：最大130以上、最小85以上

メタボ基準の中でも、腹囲よりヒドイのが、この高血圧基準。最初、130という数値を見て、わが目を疑った。日本では長く高血圧の定義は最高血圧180㎜／Hg（収縮期）だった。これからミステリーが始まる。2000年、突然ストンと170に下げられた。04年には140、08年にはナント130となった。わずか8年で50も下がったのだ。これで医師は130以上の患者には、堂々とカルテに「高血圧症」と記入できるようになった。医薬品「処方箋欄」に堂々と「血圧降下剤」名を明記できる。

メタボ健診「ガイドライン」の企《たくら》みは、この高血圧の定義変更により明白となった。ハードルを下げれば、それに該当する〝高血圧症〟患者は急増するのはアタリマエ。子どもだまし以下のマジックというよりペテンだ。

たとえば180から140に下げただけで、**全国で〝高血圧〟患者は約3500万人に激増し**たコトになる。**メタボ健診ではさらに130にしたから4000万人近い〝高血圧〟患者が大量生産された！**

かれら全員が、**血圧降圧剤の巨大マーケットとなる。製薬メジャーは笑いがとまらない。**

●降圧治療受けた人ほど死んでいる

大櫛教授は「降圧剤治療は極めて危険」「高血圧リスクは減少している」と強調する。

その理由は――

①死亡リスク5倍：降圧治療を血圧高めの180の人に行うと「受けない人」の5倍も死亡する！　衝撃事実が明らかになった（グラフ4）。それなら治療を「受けない」ほうが、はるかに安全だ。「病院に行くと殺される」証拠がここにもある。

②脳梗塞2倍に：降圧治療で脳梗塞リスクが2倍という報告がある。不整脈の血栓が脳に詰まる心原性脳梗塞の危険性は3倍に高まる。

③下げ過ぎで死ぬ：血圧の下げ過ぎで命を落とす。降圧剤で140以下まで強力に下げると脳梗塞発症。死亡率さらに総死亡も1・4倍増加する。

④脳卒中の減少：最悪は脳血管が破れる脳内出血である。しかし塩分の多い食生活の改善で脳卒中（脳内出血）死亡者は激減している（グラフ5）。1951年、脳卒中の内訳は脳内出血95%、脳梗塞3%だった。それが、05年には脳内出血26%、脳梗塞63%。

「人間の血管は血圧185までは『破れない』ことが確認されています」（大櫛教授）。

だから医学界で古来、高血圧症を180以上としてきたのは理にかなっていたのだ。

⑤高血圧が危険は時代遅れ：高血圧が危険は古い常識。100／160までOK。メタボ基準の130に比べれば、160は立派な高血圧症にされてしまう。しかし、大櫛教授は160までは

「まったく問題ない」という。

⑥加齢血圧上昇は自然：加齢にともない血管の弾力性は失われていく。よって、高齢化で血圧が上がっていくのは自然な現象。それを、降圧剤の〝毒〟作用で無理に下げることのほうが、はるかに危険！

⑦恐怖の副作用群：薬は〝毒〟である。この大原則は降圧剤にも当てはまる。降圧剤は、〝毒〟に対する生理反応のうち「血圧が下がる」反応を、主作用として医薬品認定を受けたのだ。しかし、〝毒〟に対しては、全身の組織、臓器はなんらかの反応を起こす。それが副作用群だ。メーカーは口を閉じるが降圧剤の副作用群は凄まじい（164ページ参照）。

定期検診で危険なX線強制は憲法違反だ

●職場健診がメタボ健診に化けた！

メタボ健診には、思わぬ罠《わな》もある。

会社勤めや公務員のかたなど「メタボ健診の呼出状？　来てないなぁ」と首をひねるだろう。それも、そのはず。勤め人は、年に1回の「定期健診」が行われている。その健診データが、なんとメタボ健診データとして流用されているのだ。

定期健診が、メタボ健診を兼ねているのだ。初めて知ったという人が、ほとんどだろう。これ

グラフ4　血圧高めの人は降圧治療で5倍も“殺される”！

一般住民での降圧治療による死亡危険度

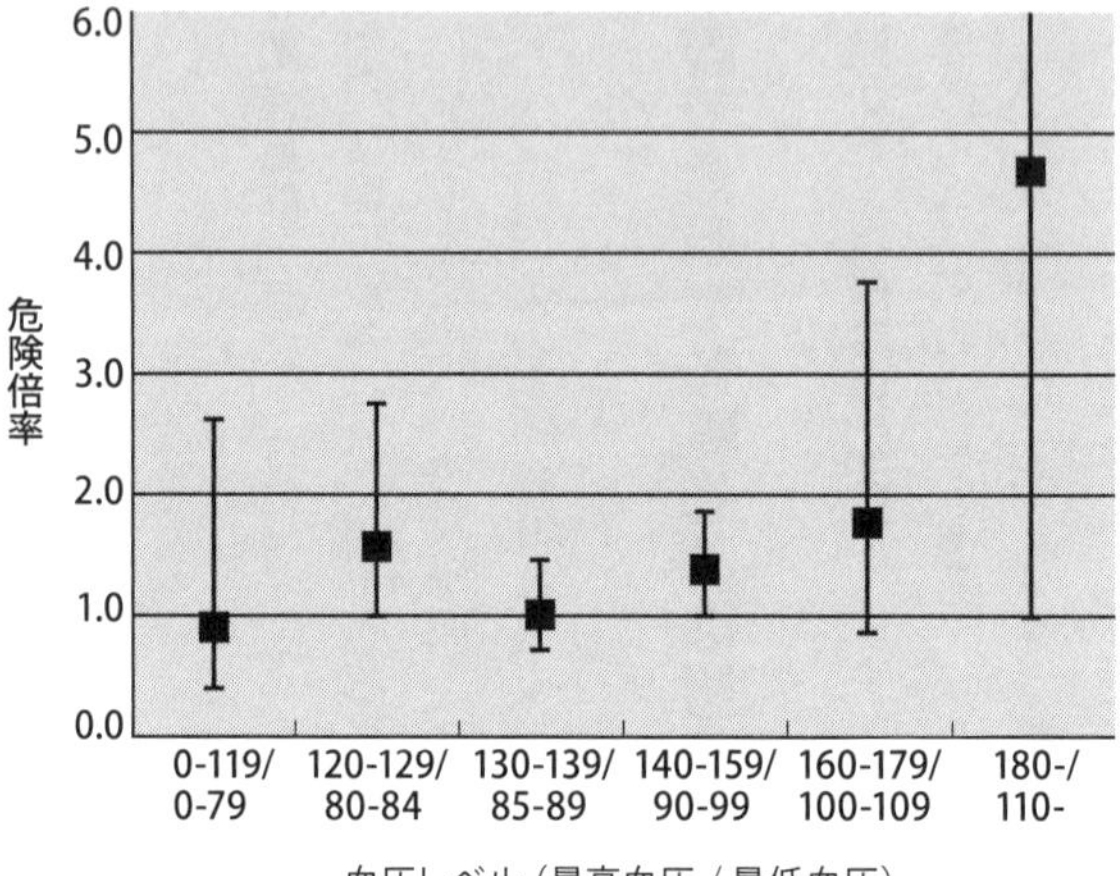

（大櫛陽一、小林祥泰：日本脳卒中学会シンポジウム、2007）

脳梗塞一推定患者数の変化

（厚生労働省一患者調査 2005）

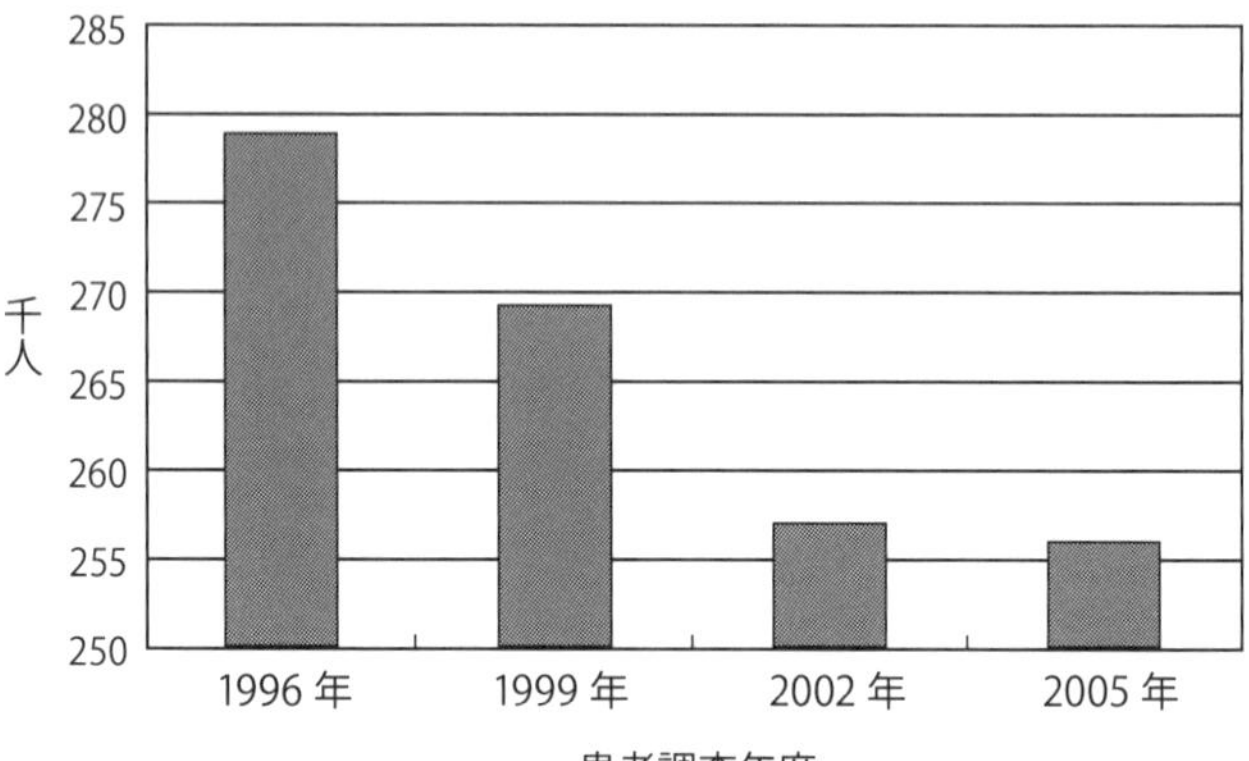

グラフ5

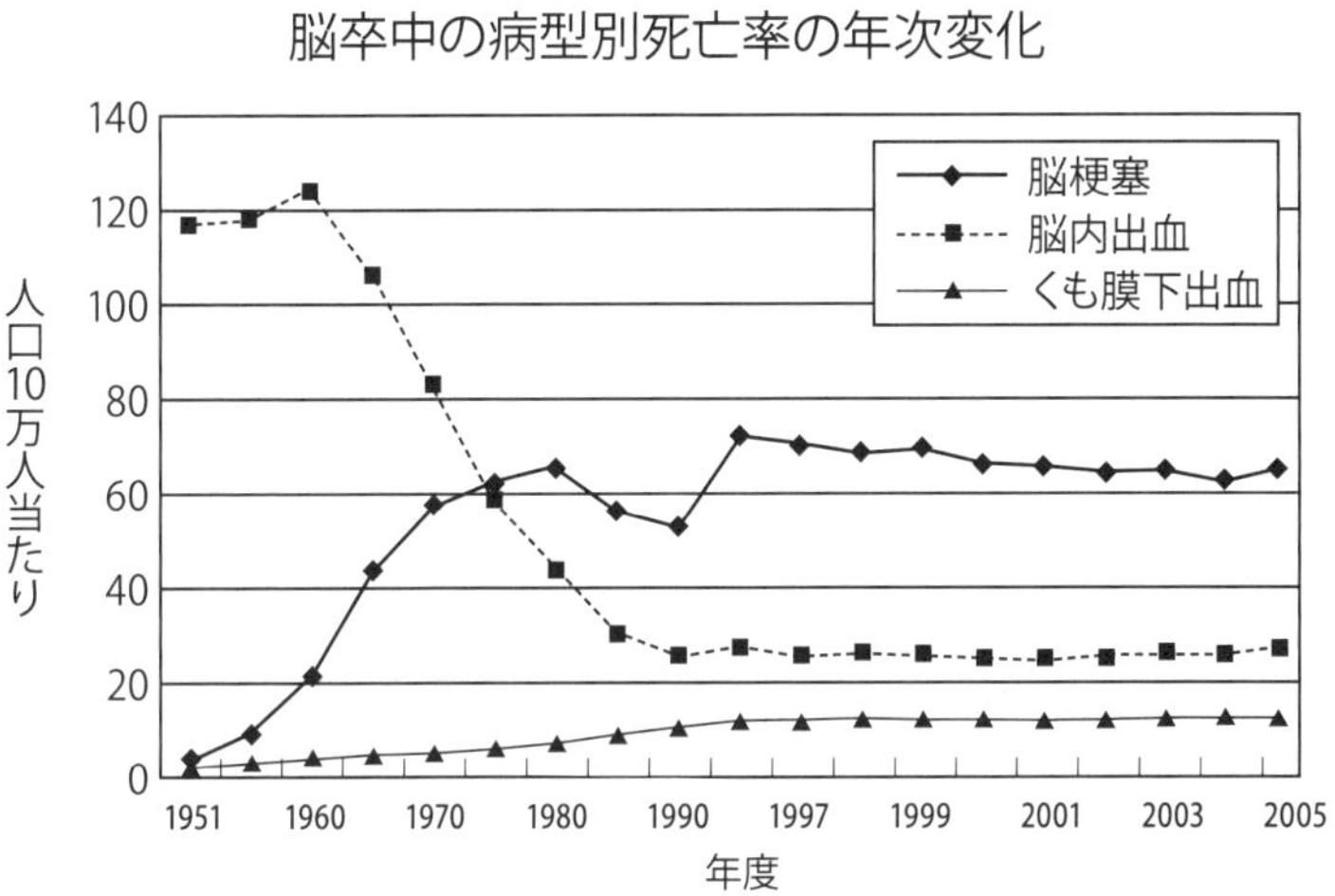

（厚生労働省：人口動態調査、2006）

■脳出血は激減し高血圧リスクは減っている
　脳梗塞患者も減少、高血圧リスクも減っている（グラフ４下）

は、一種の〝隠れ〟メタボ健診だ。

岡田教授（前出）は、説明する。

「かねていいことになっているのです。08年の段階で厚労省が『人間ドックとか職場健診などのデータは、コンピュータ上で処理して、メタボ健診と読み替えてもいい』と発表しています。援用していい。だから労働者は、メタボ健診を受ける、受けないという自覚はない。家庭の主婦なんかは『案内』が来ますけどね」

わたしはフリー（自営業）だから、ちゃんと緑色の「呼出し状」が来た。ゴミバコに捨てずに取っておけばよかった！

岡田教授は、国立大学教授なので公務員に準ずる立場。職場健診を受けないわけにはいかない、という。

「だからメタボ健診の案内は来ないし、受ける受けないはイエス、ノーで答えられない（苦笑）」

●服務規定で拒否すると解雇もある

この〝抜け穴〟を定めているのが**労働安全衛生法**である。

同法は、まず「定期検診」そのものを従業員に〝強制〟するように定めている。

「**そこでは健診項目まで、全部規定されていて**――『**企業の経営者は、雇用者に対して年に1回以上、以下の検査を受けさせなければならない**』**と明記されています**」（岡田教授）。

従業員には、「定期健診」を受ける義務が生じるのだろうか？

「あとは経営者側の判断になります。拒否した人は放っとく、という人もいる。しかし、拒否した人を解雇した例もあります。なぜなら、経営者には法律上は義務で罰則もある。罰金刑も法律に明記されていますね。そこには、**健診項目として胸部レントゲン検査とか書いてある**」

これは聞き捨てにならない。けっきょくは、**強い発ガン性のある胸部レントゲン撮影が、年に1回、法律で強制されることにほかならない。**

岡田教授は著書で「胸部レントゲン撮影の肺ガン検診は、逆に肺ガン死や死亡率を激増させる」と欧米データを引いて警告している。そんな、危険きわまりない〝発ガン検診〟が、毎年、全国の職場で強要されているのだ。

●発ガン胸部X線が強制されている

「私の今の最大関心事は、法律条文から『胸部レントゲン』を消させることなのです。強制的に受けさせているわけですから。これは日本だけでしょう。欧米先進諸国では、こんな馬鹿なことはしていない」（岡田教授）。

あぜんとする話だ。解雇などが予定されたら、だれも拒否できなくなる。

「法律上は経営者は受けさせなければいけない。拒否した従業員は服務規定違反ですから、裁判を起こしても、訴えたほうがきっと負けるでしょうネ」（同）。

つまり、いやがおうでもレントゲン検査に引きずり込む仕掛けが巧妙にできているのだ。

「唯一の論点は、体に有害な検査を強制的に受けさせることは、憲法違反だと主張することです。裁判に勝つにはそれしかない。ただ、具体的な裁判事例は、ないんじゃないでしょうか」

つまり、皆、服務規定にしたがって、羊の群れのごとく発ガン性X線検査の前に列を作っているわけだ。

「裁判は、これから出てくると思います」（同教授）。

発ガン検査を強制されて、黙々とそれにしたがう。それは太平洋戦争で死地に追いやられたのとなんら変わらない。今後、裁判を起こしてでも拒否する人が続出するだろう。

降圧剤――副作用はEDから心臓病、脳梗塞そしてガン

●主作用は一つ、副作用は何十、何百

降圧剤を〝愛用〟しているとインポ（ED）になったり、心臓病や脳梗塞の危険が増す。最後は発ガンがまっている。それでも、あなたは死ぬまで飲むつもりですか？

降圧剤にも様々なタイプがある。ここでは「α－ブロッカー降圧剤」の副作用例をあげる。

これは血圧上昇ホルモン（アドレナリン）を阻害することで、血圧を下げる。自然なホルモン作用を〝阻害〟する。それは降圧剤の毒作用による。前述のように**製薬メーカーがクスリに求め**

る主作用は一つだが、**副作用は何十、何百とある。体中の臓器が〝毒〟に反射して〝悲鳴〟を上げるのだ。当然である**（拙著『クスリは飲んではいけない!?』徳間書店、参照）。

代表的な降圧剤「ハイトラシン」の「医薬品添付文書」を一瞥《いちべつ》するとあぜんとする。**インポテンツから心臓疾患、脳梗塞まで――なんと副作用は50症状を超える。**降圧剤を飲んでいる人に薬剤名を聞く。すると「わからない」と首をすくめる。薬品名も確認しないで〝毒〟の薬を飲む蛮勇《ばんゆう》には寒心するしかない。

わたしはクスリは絶対飲むな――と、言っているのではない。少なくとも医者からクスリを渡されたら、その薬品名と製薬会社名、医薬品添付文書をネットで検索入力すれば、「医薬品添付文書」を入手することが、できる。そこで、あなたは穴のあくほど「警告」「注意」「禁忌」「副作用」の項目を目で追って欲しい。まず「副作用」の多さに慄然《りつぜん》とするはずだ。「**ほんとうの副作用を知ったらクスリを飲む人はひとりもいなくなる**」。ある学者が自嘲気味に言っていた。ほんとうに、そのとおりだ。

●最も怖い血行障害からの発ガン

では――。まず、降圧剤「ハイトラシン」の「使用上の注意」をみてみよう。

■使用上の注意：なんと①**「慎重投与」**対象者に「高齢者」とあるのにビックリ。しかし、現実には70歳以上の半数が降圧剤を投与されている。この矛盾。高齢者への投与で▼**脳梗塞**が起こる恐れがある」とは！　②**「妊婦」**：「妊娠中の投与に関する安全性は確立してない」とは恐ろしい。

■重大副作用：▼記憶喪失（頻度不明。血圧低下に伴う）、**▼インポテンツ**（性的不能）、**▼不整脈**（心房細動）、**▼胸痛、▼頻脈、▼肝機能障害**（GOTなどに異常値）、**▼黄疸**（頻度不明）

■副作用：▼立ちくらみ（起立性低血圧）、**▼めまい、▼動悸、▼頭痛、▼排尿障害**（前立腺肥大にともなう）、**▼貧血**（赤血球減少等を含む）、**▼低血圧、▼発疹、▼そう痒**（かゆみ）、**▼倦怠感、▼脱力感、▼発汗、▼不眠、▼冷感、▼肩凝り、▼眠気、▼口の渇き、▼しびれ、▼浮腫、▼腹痛、▼下痢、▼便秘、▼悪心、▼おう吐、▼食欲不振、▼消化不良、▼頻尿、▼尿失禁、▼ほてり、▼鼻づまり、▼息切れ。**

「添付文書」では隠しているが、降圧剤のもっとも恐ろしい重大副作用は、**▼発ガン性**だろう。「ガンの最大原因は血行障害。酸素や栄養が行かなくなったところの細胞がガン化する」（安保教授）。降圧剤は、ほんらい下げてはいけない必要な血圧を強引に下げる。そのため、末梢血管で血行障害が起こり発ガンする。

……記憶喪失が起こるのも無理に血圧を下げ、脳に血が行かなくなったから。運転中などに起こると大事故につながる。インポ（ED）も同じ原理。さらに恐怖は「不整脈」などの心臓疾患。降圧剤で血圧を無理に下げると心臓は必死で血を送ろうと脈拍が速くなり心臓に負担がかかる。不整脈から血栓が脳に飛び心原性脳梗塞を発症する。この突然の発作――**降圧剤服用者の発症リ**

スクは3倍！ に声もない。妊婦が「禁忌」なのは、降圧剤には遺伝子を損傷する毒性（変異原性）があるからだろう。それは、発ガン性、催奇形性につながる。

●〝有効〟は2人に1人、副作用は全員

降圧剤常用者は、飲んでいるかぎり、これら副作用リスクを背負って生きている。

また、**医者は「一生飲み続ける」ことを厳命**する。すると、死ぬまでこれら副作用リスクは続く。また、別の病気だと思ったら降圧剤の副作用だった……ということもありうる。倦怠感、脱力感、発汗、不眠……などはうつ病の典型症状。精神科に行く前に降圧剤を疑うべし。

とにかく、これほどの副作用リスクを死ぬまで冒して、いったいどれだけの効果があるのか？

「有効率」は本態性高血圧症で64・8％、腎性高血圧症は52・6％にすぎない。

これらは臨床試験ベストケース。それでも2人に1人しか〝有効〟ではない。しかし、上記の副作用群リスクは服用者全員に襲いかかってくる。

コレステロール低下剤――筋肉が溶け寝たきり、死者毎年1万人

●低すぎる220は〝病人狩り〟のため

そもそもメタボ基準値のコレステロール値220以上がペテンなのだ。

これは高血圧基準の130が呆れたペテンであったのと同じ。

すでに、コレステロール低下剤は中高年から老年に、大量投与されている。そして、悲劇はすでに日本中に蔓延しているのだ。

高齢化社会で寝たきり老人も増えている。その大きな元凶が、医者が投与するコレステロール低下剤なのだ。あなたはわが耳を疑うだろう。

薬害に詳しい浜六郎医師には『下げたら、あかん！コレステロールと血圧』（日本評論社）という著書がある。浜医師はメタボ基準値の220は「心筋梗塞が、日本の5〜10倍も多い欧米にくらべても低い数値」と告発する。

これはハードルを下げて、〝病人〟を増やした降圧剤と同じワナだ。

浜医師は「コレステロールは生体に必要な脂質。240から260が最も健康で長生き」と指摘する。そして「薬で下げるとかえって死亡率が高くなることが明らかになってきたという。その根拠は、コレステロール値が高いほど長生きで、低いと逆に死亡率が高いことが証明されているからだ（グラフ6）。

●高脂肪など〝5高食品〟を控える

個人のコレステロール値は、おのおのの生体が必要としている。それを、クスリの毒作用で無理やりに下げる。それがコレステロール低下剤だ。なるほど、血中のコレステロール値が極端に

グラフ6　コレステロール値は高い方が長生きだった！

守口市での総コレステロール値と5年間の死亡率（男女別）

大阪府守口市で、1997年度に健康診断を受けた住民16,000人を5年間にわたって調べたところ、男性の場合、コレステロール値の高いひとのほうが死亡率は低かった。

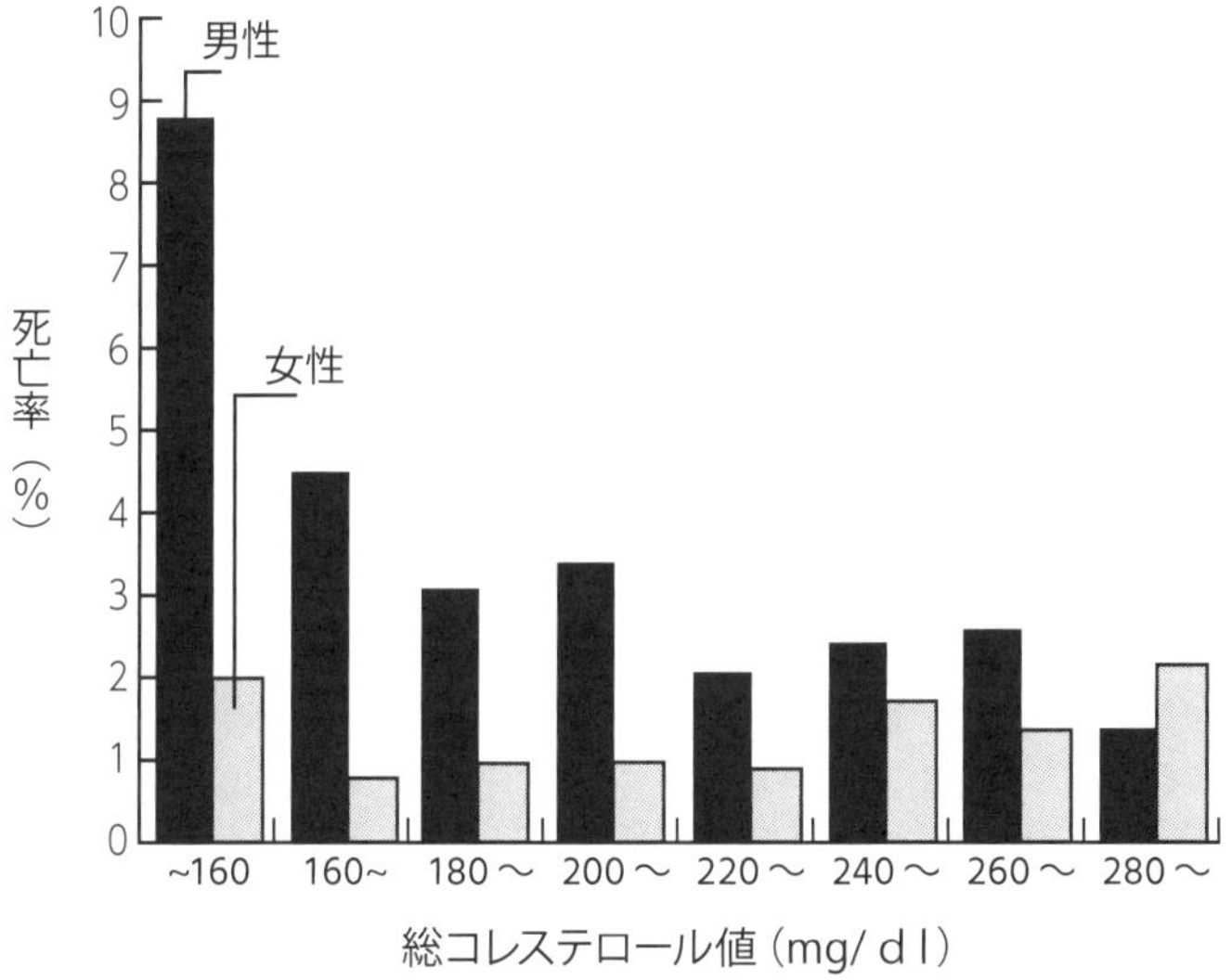

（辻久美子守口市民健康センター保険総長による）

出典：いきいき健康ニュース＃42

高い人もなかにはいる。その原因は暴飲暴食の食生活にある。肉や動物性脂肪や牛肉、バター、卵、油、砂糖などたっぷり。いわゆる、①**高カロリー**、②**高脂肪**、③**高たんぱく**、④**高精白**、⑤**高砂糖――の〝5高食品〟**。**このような欧米型の食事を満喫している人は、コレステロールが危険レベルかもしれない**。しかし、そのコレステロール値を正常化するのは、じつにかんたんだ。動物性食品から植物性食品にきりかえるだけでいい。つまり、わたしのようなベジタリアンに宗旨替えすればすむことだ。

わたしは60歳を超えたが、肉体年齢は20代レベル。動物性食品を食べていたころより、はるかに若々しくて、健康で、元気だ。

●年間1兆5000億円稼ぐ低下剤！

コレステロール値を〝毒薬〟で、無理に下げるなど正気の沙汰ではない。まさに、それは狂気の愚行なのだが、マインド・コントロールされた人類は恐ろしい。

言われるままに医師がすすめるままに、ほんらい毒物のコレステロール低下剤を、毎日、常用するようになる。

かくして世界で最も売り上げが多い医薬品の**商品名は**「リピトール」。コレステロール低下剤で、**世界最大の製薬メーカー、ファイザー社が製造販売している。その年間売り上げ額を聞いたら、あなたは驚倒《きょうとう》するだろう。なんと邦貨で1兆5000億円……！**

日本で最も売り上げの多いコレステロール低下剤は「メバロチン」だ。製造・販売元は第一三共。年間売上額は約2000億円。これもまた目の玉の飛び出るような金額だ。このように、いまやコレステロール低下剤は、医療マフィアたちの懐《ふところ》をうるおす売れすじ商品なのだ。〝かれら〟がメタボ健診を日本で強行したのも、降圧剤市場に加えて、コレステロール低下剤の売り上げ増をねらったからだ。

●すでに年間1万人が副作用死……

高血圧を降圧剤で無理やり下げることで死亡率が5倍に激増している（前出）。

「病院にいかない人」の5倍も死ぬのだ。笑えぬ顔のひきつるブラック・ジョークだ。まさに、無知ほど恐ろしいものはない。

同じように、**コレステロール低下剤**で無理に数値を下げると悲劇が起こる。薬害に詳しい浜六郎医師は「**年間1万人が、副作用で死んでいる**」と断言する。

メタボ基準は「コレステロール値を220以下に下げろ」という。

つまり、メタボ健診で数値が220以上だとアウト。他の数値と併せて〝メタボ〟と断定され、「保健指導」「受診勧奨」の対象となる。さいごに待っているのが「病院送り」。そこでは「メバロチン」などコレステロール低下剤の薬漬け医療が、あなたを待ちかまえている。

年間売り上げ2000億円というベストセラー薬「メバロチン」の「医薬品添付文書」の「副

作用」などを紹介しよう。

■**「禁忌」**：これは飲んではいけない人。そこに「妊婦等」（妊婦または妊娠する可能性のある女性、産婦、授乳中の女性）とある。

「メバロチン」には催奇形性など明らかな〝胎児毒性〟がある。動物実験で以下の毒性が証明されている。**▼胎仔数の減少、▼胎仔生存率の低下、▼発育抑制、▼骨格奇形、▼先天性奇形**……。

■**「慎重投与」**：なんと降圧剤同様、「高齢者」とある。老人は腎機能が衰えており、重大副作用が出やすい。しかし、医者は、そんなこと一切おかまいなし。

■**重大副作用**：

（発ガン性）▼肝臓ガン（米国でラット実験で確認）

（筋肉）▼横紋筋融解症《おうもんきんゆうかいしょう》（筋肉がドロドロ溶けていく）、▼筋肉痛、▼脱力感、▼筋症（筋肉が冒される）、▼関節痛

（内臓）▼急性腎不全、▼肝臓障害、▼黄疸、▼肝機能異常、▼腎機能異常、▼尿酸値上昇、▼尿潜血

（血液）▼脳出血（動物実験で確認）、▼貧血、▼白血球減少（免疫不全）、▼血小板減少症（内臓出血など）、▼紫斑（紫色のアザ）、▼皮下出血、▼末梢神経障害、▼血管炎

（皮膚）▼紅斑（赤アザ）、▼脱毛、▼光線過敏、▼発疹、▼湿疹、▼じんましん、▼掻痒（かゆみ）

（消化器）▼吐き気、▼おう吐、▼便秘、▼下痢、▼腹痛、▼胃不快感、▼口内炎、▼消化不良、▼腹部膨満感、▼食欲不振、▼舌炎……

（神経）▼めまい、▼頭痛、▼不眠、▼耳鳴り、▼味覚障害……

書き出すだけで、くたびれるほど「メバロチン」には副作用が多い。試みに数えてみると59症状も副作用があった。

コレステロール低下剤（メバロチン）を投与されているあなたには、まちがいなく、これだけの健康リスクが襲いかかる。とくに、ゾッとするのは**▼横紋筋融解症**だ。

「メバロチン」の毒性によって、血中コレステロールが強制的に下げられるために、身体は必要なコレステロール（脂質）を、みずからの筋肉を溶かして調達しようとするのだ。

その結果、脱力感におそわれ、最後は起きられなくなって車椅子生活か寝たきりになってしまう。筋肉は見る見る細くなり、衰弱して、その先には死が待っている。

血糖降下剤も同様の副作用群がある。書ききれないので省略するが、最も恐ろしいのが発ガン性だ。その毒作用による強制的な血糖値降下で、ヘドロ状になった血糖が末梢血管を詰まらせ、組織は酸欠状態になる。するとそこにガンが発生する。

降圧剤、コレステロール低下剤、血糖降下剤は、製薬業界にとって三大スター。その売上額には目がくらむ。しかし、患者にとっては健康と命を奪う〝三悪人〟にすぎない。降圧剤で認知症が激増し、コレステロール低下剤で寝たきり老人が急増する。そして、血糖降下剤で発ガンが加速される……。

今後、高齢化社会は悲惨な地獄と化すだろう。メタボ健診が死神医療への入口であることが、おわかりいただけただろうか。

第6章

ガン死の8割は、副作用死だ！……ガン治療の絶望

「抗ガン剤が、ガンを治せないのは常識」（厚労省）

●猛毒で強発ガン性の〝増ガン剤〟

『抗ガン剤で殺される』（花伝社）の取材時のショックは、いまだ忘れない。厚労省のK技官にたずねた。「抗ガン剤はガンを治せるのか？」回答に驚愕した。「抗ガン剤がガンを治せないのは常識です」

さらに、抗ガン剤は「大変な猛毒物」で、「その毒性のため亡くなる方が大勢いる」という。絶句しつつ、抗ガン剤の発ガン性を訊《き》く。「大変な発ガン物質です」に、さらにあぜん。

――エエッ！　ガン患者に強烈な発ガン物質を打っているのですか？

厚労省「そうです……」。

――その発ガン性で新しいガンができるのでは？

厚労省「そういう方が、大勢いらっしゃる」

――そんな猛毒物質をなんで抗ガン剤（医薬品）に認可した？

厚労省「10人に1人くらい腫瘍《しゅよう》縮小効果がみられたからです」

――10人に9人はまったく変化ないのに認可はムチャクチャだ。

厚労省「いまのガン治療には、問題が非常に多いのです」

若きK技官は、じつに正直だった。だから、厚労省のホンネが、余すところなく聞けたのだ。

つまり、抗ガン剤治療とは——ガンを治せない猛毒発ガン物質を、患者に注入している。この真実に、99％の人は絶句するだろう。

抗ガン剤の正体は増ガン剤だった。ガン患者は猛毒で悶絶死し、発ガン性で再発死する。

こんな、かんたんな真実を、日本人の99％は全く知らない。わたしはその現実に戦慄《せんりつ》する。

反抗ガン剤遺伝子ADGがガン悪性化（デヴュタ証言）

●無効を議会証言、米国立ガン研所長

抗ガン剤の無効性は、すでにアメリカでは1985年に明らかになっている。

「われわれはショックを受け、深く絶望している……」。米国立ガン研究所（NCI）は全米屈指の研究機関だ。そのデヴュタ所長の議会証言も衝撃的だ。

「ガンの化学療法は絶望的である。抗ガン剤を投与すると一部の患者に腫瘍《しゅよう》縮小はみられる。しかし、**ガン細胞は、抗ガン剤の毒性に対して、たちまち遺伝子を変化させ、その毒性を無力化してしまう。これは、農薬に対して害虫が抵抗力を持つのとまったく同じメカニズムだ。我々はこの遺伝子を『アンチ・ドラッグ・ジーンズ』（ADG）と命名した**」。**それは「反抗ガン剤遺伝子」の意味。**近代農業の現場では、農薬の毒性に昆虫や病原菌、雑草までもが、たちまち耐性を獲得

し、さらに強い農薬を投入するというイタチごっこに陥《おちい》っている。

これを農薬ジレンマという。耐性を獲得した昆虫は〝スーパー・インセクト〟(超昆虫)と呼ばれ、かつては数種類ほどだったものが、いまでは千種以上にのぼる。

昆虫の世代交替は早い。超昆虫の出現ペースも早く、農薬の毒性ははてしなく、強烈になっていく……。名著『沈黙の春』(サイレント・スプリング)で、農薬汚染を告発したレイチェル・カーソンは「人類は行く先の見えないエスカレーターに乗せられてしまった」と嘆きの言葉を残して、自《みずか》らもガンに冒《おか》され世を去った。

●ガン再発、転移のナゾが解けた

同じことが、ガン治療現場でも起きている。その衝撃事実をデヴュタ証言は認めたのだ。

抗ガン剤治療で、一時的によくなる人がいる。本人は退院して職場復帰。周囲も安堵《あんど》する。ところが半年、一年後……また具合が悪くなり病院で検査。医師は首を振る。

「再発です。もう……助かりません」。本人は青ざめ、周囲は泣き崩れる。日本中の何万、何十万というガン患者の家庭でみられる光景だ。**その再発を引き起こした元凶が、〝増ガン剤〟である抗ガン剤にあることを、かれらは永遠に気づかない。ガンは抗ガン剤の毒性に負けて一時的に縮小したが、たちまちADGを変化させて耐性を獲得、〝効果〟を無力化したのだ。**さらに抗ガン剤の毒は、ガンを散らす。「抗ガン剤で、ガンは奥の方に〝逃げる〟ことが判ってきた」

（鶴見隆史医師、前出）つまり、**抗ガン剤はガンを「転移」させる。**

●ガンは抗ガン剤で狂暴化する

それだけではない。ガンは耐性を獲得して兇暴化する。

「**ガンはイヌ、猫と同じ。いじめれば凶暴化する**」という名言がある。いちど抗ガン剤で凶暴になり悪性化したガンは、もはや手がつけられない。ひとたび**縮んだガンはみる間に急増殖して5～8か月で元のサイズに戻る。**それにとどまらず**増殖を続け患者の命を奪うのだ。**（「東海岸リポート」175ページ参照）

ガンを再発、転移、悪性化させた犯人は、抗ガン剤（増ガン剤）であった。さらに、放射線治療も、ガン遺伝子に損傷を与え、さらに強烈な増ガン作用があることを忘れてはならない。そして不要な手術も患者の体力、免疫力を落とし、ガンを増殖させる。

ガン〝三大療法〟の絶望がここにある。

強烈発ガン性で全身ガンができる（NCI報告）

●抗ガン剤の発ガン性で二次ガンが

1988年、米国立ガン研究所（NCI）は『ガンの病因学』という数千ページにのぼる報告書を発表した。そこで、はっきりと認めた。

「抗ガン剤は強力な発ガン物質であり、投与されたガン患者の別の臓器、器官に新たなガン（二次ガン）を発生させる」

つまり、抗ガン剤の正体は〝増ガン剤〟であることを、米政府機関が公式に認めたのだ。

わたしは『抗ガン剤で殺される』（前出）をまとめて暗澹《あんたん》とした。様々な抗ガン剤の正体を調べたが例外なく、すべて強烈無比の発ガン性があった。抗ガン剤は、もの凄い発ガン物質なのだ。

わたしは、ガン患者にその猛烈発ガン物質を投与する医者の神経が理解できない。

そのような**猛毒物であり、猛発ガン物質を、**医薬品**「抗ガン剤」**として**〝認可〟した（！）政府（厚労省）の姿勢が、まったく理解できない。**

ガン患者は、ただでさえ衰弱し体力、免疫力も落ちている。そこに、猛毒物、猛発ガン物質を打ったらどうなるか？　まず、患者は、その猛毒で死ぬ。

種々の抗ガン剤の「医薬品添付文書」を見て、おののいた。**重大副作用に「心臓マヒ」とある**（薬品名「イホマイド」）。さらに抗ガン剤には**「心不全」「ショック死」「呼吸困難」「吐血」「下血」「下痢」「脳症」**……なんでもあり。**猛毒を投与するのだから、とうぜんだ。**その強毒に身体中の臓器、組織が絶叫するのだ。そして、死にいたる。

これは**明らかな〝毒殺〟**ではないか！　厚労省（K技官）を追及したが、沈黙して答えなかった。ただ絞りだすように「今のガン治療には問題が多いのです」と答えた声が忘れられない。拙著『抗ガン剤で殺される』をぜひ一読して欲しい。あなたの皮膚は粟《あわ》を吹くはずだ。

多数投与群ほどガン再増殖、はやく死ぬ（東海岸リポート）

●患者743人、空前の人体実験

それでも、抗ガン剤治療に一縷《いちる》の望みを託す患者や、家族もいるだろう。

しかし、それをくつがえす決定的リポートが存在する。それは、アメリカ東部の20近い大学・医療機関が参加した大がかりな共同研究だ。実験は1984年1月から85年7月にかけて実施。参加したのはニューヨーク大、シカゴ大、アルバート・アインシュタイン医大など。それを、仮に「東海岸リポート」と呼ぶことにする。これは、抗ガン剤の〝有効性〟を判定する前代未聞の大規模研究である。はやくいえば、空前絶後の〝人体実験〟であった。

▼目的：①抗ガン剤の効果、②患者が受ける利益――の2点を明らかにする。

▼対象者：肺ガン患者743人（全員、Ⅳ期）。これだけの同レベル患者を対象とする実験は、ほとんど例がない。

▼方法：患者を4グループに分類。⑴3種類・抗ガン剤を同時投与。⑵2種類を投与、⑶1種類・抗ガン剤F、⑷1種類・抗ガン剤G。おのおの「抗腫瘍《しゅよう》効果」（縮小率）、「副作用」「生存期間」などを比較。

▼経過：４グループの（ガンが小さくなる）**腫瘍《しゅよう》縮小効果を比較すると――⑴（３種類）：20％、⑵（２種類）：13％、⑶（１種類Ｆ）：６％、⑷（１種類Ｇ）：９％であった。**

単独投与群の⑶⑷は10％にも満たない。その９割以上の被験者のガン腫瘍はピクリとも動かず、不変のまま。それは、ほとんど誤差の範囲だ。つまり、抗ガン剤の〝有効性〟は否定された、と言ってよい。抗ガン剤自体が「無効」なのだ。

さらに３種類抗ガン剤を複合投与されたガン患者ですら、８割の患者にはまったく「無効」なのだ。いっぽうで、抗ガン剤は猛毒で、１００を超える副作用（毒作用）がある。猛烈発ガン性もあり他の場所に新たなガンを発生させる（ＮＣＩ報告）。

この時点で、抗ガン剤治療は、有害無益の愚劣な療法であることは、明白だ。

しかし、衝撃は、それにとどまらなかった。同リポートの検証はつづく。

▼副作用：複数投与群の重大副作用による死亡７～10倍！

複数投与の⑴⑵グループは、投与後、わずか数週間で死亡する患者が続出した。抗ガン剤の副作用死は「ショック死」「心不全」などもある。**複数投与群⑴⑵の死者は、単数投与群⑶⑷のナント７～10倍**にたっした。むろん⑶⑷にも重大副作用による死亡はあった。しかし、複数投与⑴⑵の死者は、それをはるかに上回った。**抗ガン剤は猛毒であり、１種類より、２、３種類投与のほうが相乗毒性で毒作用が強く現れる**のは当然だ。しかし、日本のガン治療では、この複数併用投与が常識なのだ。背筋が凍りつく。

●ガンが縮んだ人ほど早死にだった

▼生存期間：延命効果もウソ。複数投与群ほど早く死ぬ

「少しでも長く生きたい」。だから、ほとんどのガン患者は抗ガン剤治療を受け入れる。

また医者も「延命効果があります」と抗ガン剤治療をすすめる。ガン治療の〝治療効果〟を最終決定するのは「生存期間」である。

驚いたことに**3種投与(1)グループが、もっとも生存期間が短かった！　そして「腫瘍《しゅよう》縮小率」が6％と一番小さかった(3)グループが、一番生存期間が長かった。**(1)〜(4)の患者の生存期間はどうだったか？

腫瘍縮小効果の高いグループほど早死にし、低いグループほど長生きしている。これほどの皮肉はない。つまり、こういうことだ。「縮小効果」が高い——とは「毒性」が「強い」を意味する。

「低い」は毒性が「弱い」。

〝毒〟を多く盛れば早死にし、少なく盛れば長生きする。はじめから〝毒〟を盛らなければ、さらに長生きする。あたりまえだ。子どもでもわかるリクツだろう。

この大規模実験の担当研究者は、絶望感をこめてこう綴《つづ》っている。

「……どの薬（抗ガン剤）にも、患者を延命させる効果は、ほとんどなかった……」

猛毒物をガン患者に注入して、延命させよう、という発想じたいがまちがっていたのだ。

縮小ガンも5〜8か月で元のサイズに再増殖《リバウンド》

●「再発」悲劇のナゾが解けた

さらに、衝撃結果はつづく。

▼**リバウンド（再発）：5〜8か月で元《もと》の木阿弥《もくあみ》**

実験者たちは、抗ガン剤による縮小効果（20％〜6％）で縮んだガンが、再び大きくなって元のサイズに戻る（リバウンド）を比較してみた。すると、**縮小効果の高かった(1)グループが、いちばん短かった！**「20％ガンが縮んだ。効果があった」とよろこんでいる場合じゃない。**(1)グループは「最速、平均22・7週（約5か月）で、ガン腫瘍は元の大きさに戻った」**。恐怖はそこで終わらない。さらに**腫瘍は急増殖を続けアッという間に患者の命を奪ったのだ**。ADG（反抗ガン剤遺伝子）が発動しガンが猛烈に悪性化したのだ。だから多投与グループ(1)のほうが「生存期間」が短かったのだ。ちなみに**縮小効果6％と一番低かったグループ(3)も、31・7週（約8か月）でガンは再発し、元どおりに再増殖していた**。やはり、最終的に患者の命を奪ったのはいうまでもない。

●再増殖、患者死ぬまで止まらない

ガン患者は嘔吐《おうと》や下痢《げり》、脱毛など抗ガン剤の猛烈な副作用にも必死で耐える。

それは「延命効果がある」という医師の言葉に一縷《いちる》の望みを託しているからだ。そうして、レントゲン検査などで「腫瘍《しゅよう》縮小がみられます！」という医師の説明に狂喜し安堵《あんど》する。しかし、それは、ぬかよろこびであった。「東海岸リポート」はその抗ガン剤の絶望を立証した。

「縮んだガンも5～8か月で元のサイズにリバウンドする」

ここで一つの謎が解けた。厚労省は、抗ガン剤の効果認定の期間を「4週間」としている。つまり「抗ガン剤を投与して、**4週間以内に腫瘍《しゅよう》縮小が見られたら効果アリ**」と規定している。なぜ半年、一年の経過観察をしないで、「4週間以内」という異常に短い期間を設定したのか？

不審に思っていたが疑問は氷解した。厚労省は、**縮小するガンが「5～8か月で元のサイズに戻る」ことをとっくに知っていた**のだ！　経過観察期間を長くすると抗ガン剤の〝有効〟認定ができない。猛毒物に「抗ガン剤」というラベルが貼れない。そこで、**〝かれら〟は異常に短い期間を「観察期間」としたのだ**。なんという狡猾《こうかつ》、なんという悪辣《あくらつ》……。

▼放射線：同リポートは放射線の害にも触れている

「腫瘍《しゅよう》が再増殖するまでの期間も、また生存期間も、長かったのはそれまで放射線治療を一度も受けてこなかった患者たちだった」。

つまり、放射線照射の副作用も抗ガン剤と同じだった。**放射線治療を受けると腫瘍《しゅよう》のリバウン**

ド期間、患者の生存期間ともに縮むのだ。

古代ギリシアの医聖ヒポクラテスはこう箴言《しんげん》を残している。

「ガン患者は腫瘍《しゅよう》を無理にやっつけようとしないほうが、かえって長生きするものである」

2000年以上も古代から、それは真理として、自明だったのだ。

つまり、抗ガン剤や放射線などのガン治療は、ガン自体より怖い。現代医学の狂気性、凶暴性が、またもや論証された。

この衝撃事実を胸に刻み、身近な愛する人にもつたえてほしい。

〝三大療法〟は誤《あやま》り、代替療法を伸ばせ（OTAリポート）

●米政府の対ガン戦争「敗北宣言」

以上――。

「デヴュタ証言」、「NCI報告」、「東海岸リポート」は、ついに米政府のガン治療の根本政策を180度、転換させることとなる。

1990年、米国の技術評価局（OTA）は、英断リポートを発表した（全文300ページ）。

OTAとは〝Office of Technology Assesment〟の略。「……抗腫瘍《こうしゅよう》効果が、必ずしも患者のためになるものではない。（ガン〝三大療法〟の抗ガン剤、放射線、手術の）『通常療法』には、過去、数十年間、ほとんど見るべき進歩がなかった。そして、『通常療法』では治らない、とされた**末期ガン患者が、『非通常療法』（代替療法）でたくさん治っている。議会は、これらの療法を詳しく調べ、国民に知らせる義務がある**」とＯＴＡリポートは「勧告」している。

米政府は１９７０年、ニクソン政権下「ガンを撲滅《ぼくめつ》する」と〝宣戦布告〟した。その戦法は抗ガン剤、放射線、手術の〝三大療法〟であった。まさに錦《にしき》の御旗《みはた》として。強力に推《お》し進めたのだ。これら医療利権が膨大に潤《うるお》ったのはいうまでもない。

その**米政府が、20年後、ガン〝三大療法〟は、ほとんど無効であった、と認めた**のだ。これは、米政府のガン戦争「敗北宣言」である。

ＯＴＡリポートは続ける。

「**政府および米国立ガン研究所（ＮＣＩ）は、非通常療法（代替療法）の研究助成を行うべきである**」。ここでの**非通常療法**とは、抗ガン剤、放射線、手術によらず、食事、栄養、免疫、運動、呼吸や自然な薬物、さらに、瞑想《めいそう》、イメージ、笑いなど心理・精神療法などで**人体に備《そな》わる自然治癒力を高める療法を指す**。同リポートは、さらにＮＣＩに勧告する。

「非通常療法の成果を、正当に評価する作業を勧めるべきである」

そして、かつてＮＣＩが積極的に推奨してきた〝三大療法〟についても、反省をこめてこう記す。

「当ＮＣＩが勧めている療法（通常療法）を含めガン療法に〝証明された療法〟など存在し

ない」

さらにOTAリポートはガン検診も厳しく批判している。

▼乳ガン検査は（X線被ばくで）検査自体が新しいガンを発生させている。

▼悪性肉芽腫（ホジキン病）に対する新医療技術が二次ガンを発生させている。

▼肺ガンの抗ガン剤治療は効果が極めて小さく副作用リスクは極めて大きい。

●米国ガン治療は代替療法にシフト

こうして、アメリカのガン治療は、〝三大療法〟から代替療法に180度、大きく舵《かじ》を切った。日本のガン専門医たちは「食事療法などの代替療法には、エビデンス（証拠）がない」と鼻であしらってきた。しかし、**米国OTAリポートが詳細リポートで「エビデンスがない」と断罪したのは、巨大ガン利権の通常療法（三大療法）**のほうだったのだ。

こうして、アメリカでは代替療法への予算は、**1990年以降の10年間で300万ドルから、2億ドルへ67倍も急増している。**いまや、アメリカでのガン治療の主流は食事療法、瞑想療法、運動療法などの代替療法なのだ。そうして、その〝効果〟は目に見えて現れている。**90年代、以降、アメリカのガン死亡者は毎年、数千人の単位で減少し始めたのだ。**それは、〝三大療法〟が減少してきたからだ。

つまり、抗ガン剤、放射線、手術が〝殺人療法〟にすぎなかった――、という事実が証明されたのだ。

●ガン・マフィアは完全に隠蔽《いんぺい》した

ガン治療の〝虐殺〟の現状にも戦慄《せんりつ》したが、さらに背筋が凍《こお》ったことがある。これら「デヴュタ証言」や「NCI論文」「東海岸リポート」「OTAリポート」を、**日本のメディアでは一字一句すら、いっさい報道されなかった**。いずれも一面トップ・レベルの大ニュースだ。しかし、NHKも新聞も雑誌も、いっさい黙殺である。政府も医学界もマスメディアも完全に緘口令《かんこうれい》を敷《し》いた。そして、この驚愕《きょうがく》真実をすべて隠蔽《いんぺい》した。

ここまで読んできたあなたは、唖然呆然《あぜんぼうぜん》だろう。「初めて知った!」と、ただ暗澹《あんたん》とされたはずだ。

これらは、すべてガン患者さんたちだけでなく、国民の命に直接かかわる重要情報だ。

政府や医学界やマスコミが率先して、報道し、啓蒙《けいもう》し、国民に伝えるのが常道だ。

なのに、〝かれら〟は徹底して、これら重大情報を抹殺《まっさつ》した。日本に教育の自由、報道の自由があるというが、まったくの嘘《うそ》だ。官民あげての、これら、ガン治療にまつわる重大情報の隠蔽《いんぺい》工作ひとつとっても明らかだ。

わたしは、〝かれら〟こそ年間約20兆円のガン利権に群がるガン・マフィアだと強く確信した。

抗ガン剤、放射線、手術で毎年27万人が死んでいる

●日本でガン患者27万人が犠牲に

それでも、なぜひとびとはガン検診を受けるのか？

それはガンが怖いからだ。現在、1年間で日本人の約34万人がガンで〝死んでいる〟――と厚労省は公表している。

「いまや2人に1人がガンになり、3人に1人がガンで死ぬガン社会」（厚労省）。

さらに「ガンは増え続けており、近いうちに2人に1人がガンで死ぬ」と脅《おど》す。

だれもが、この数字を信じている。だれでもガンで死にたくない。だからガン検診に殺到する……という構図である。

しかし、次のような驚愕《きょうがく》事実がある。わたしが得た内部告発情報はショッキングだ。

舞台は**岡山大学医学部附属病院**である。1人のインターン医師が同病院におけるガン死者のあまりの数の多さに疑問を抱いた。そこで、彼は1年間の〝ガン死亡者〟カルテを精査した結果、そのうち**80％は「ガンで死んでいない」ことをつき止めた。ガン死とされた死因の大半は、肺炎などの感染症だった。抗ガン剤などの重大副作用で免疫力が殺《そ》がれ病原菌やウイルス、黴菌《かびきん》などに全身を冒《おか》され息を引きとったのだ。その他、抗ガン剤の猛毒で〝毒殺〟された患者もいたこと**

は、いうまでもない。

全国の〝ガン死者〟に当てはめれば**約34万人の80％。約27万人は「ガンで死んでいない」**ことになる。

●免疫力が破壊され感染症で死ぬ

かれらの死因の多くは、院内感染、肺炎、インフルエンザ、カンジダ感染症……などなど。猛毒の抗ガン剤、有害な放射線、不要な手術などにより患者の免疫力（リンパ球数等）が極端に低下し、そこに、病原体のウイルスやバクテリア、カンジダなどの黴菌《かびきん》、寄生虫などが殺到して、患者の全身が侵されたのだ。

たとえば、ガンで闘病して力つきたロック歌手、忌野清志郎《いまわのきよしろう》は、最後は無菌室で息を引きとったと、報じられた。なぜ、無菌室なのか？それは、彼が抗ガン剤や放射線などにより免疫細胞のリンパ球等が激減どころか、ほとんどゼロの状態になったため、最後は感染症に全身を冒《おか》されて死んだのだ。

抗ガン剤の「医薬品添付文書」には**「造血機能障害」の重大副作用**があることが明記されている。

抗ガン剤は、とりわけ細胞分裂が盛んな細胞を攻撃し殺戮《さつりく》する。

だから毛根細胞は直撃を受ける。抗ガン剤治療で髪が抜けるのは、毛根細胞がその猛毒で死滅したからだ。消化器系の内皮細胞も分裂が盛んだ。口の中の傷や口内炎などみるまに治ってしまう。それは、その内皮細胞の分裂再生が盛んだからだ。だから猛毒抗ガン剤の標的となる。抗ガン剤治療で、ほぼ100%の割合で食欲不振、嘔吐《おうと》、下痢などの症状が起きる。内皮細胞が毒でズタズタにされてしまうのだから、とうぜんだ。

抗ガン剤は、ガンと戦うNK細胞を攻撃する!

●造血機能破壊でNK細胞を殲滅《せんめつ》

しかし、**さらに恐ろしいのが抗ガン剤による血球攻撃だ。**

血球は、さらに分裂、**再生が盛んな細胞だ。だから抗ガン剤の最適ターゲットとなる。**

抗ガン剤は**赤血球を攻撃して激減**させる。すると患者は**悪性貧血に陥り、最悪の場合は死亡する。血小板も攻撃され減少**する。血小板は血液凝固《ぎょうこ》作用を行う。その激減により内臓内出血などが起こり、**最悪、多臓器不全で死亡**する。

もっと恐ろしいのは白血球への攻撃だ。各種白血球は、免疫作用を担《にな》っている。そのなかでもNK細胞などのリンパ球はガン細胞を攻撃する主力部隊だ。

抗ガン剤は投与しても、肝心のガン細胞に対してはなんと9割近くは無力なのだ。しかし、ガン細胞より小さいNK細胞などは、**抗ガン剤の猛毒攻撃の前に全滅**していく。

写1 **見よ！ガンを攻撃するのは免疫細胞（ナチュラル・キラー細胞）だ！**

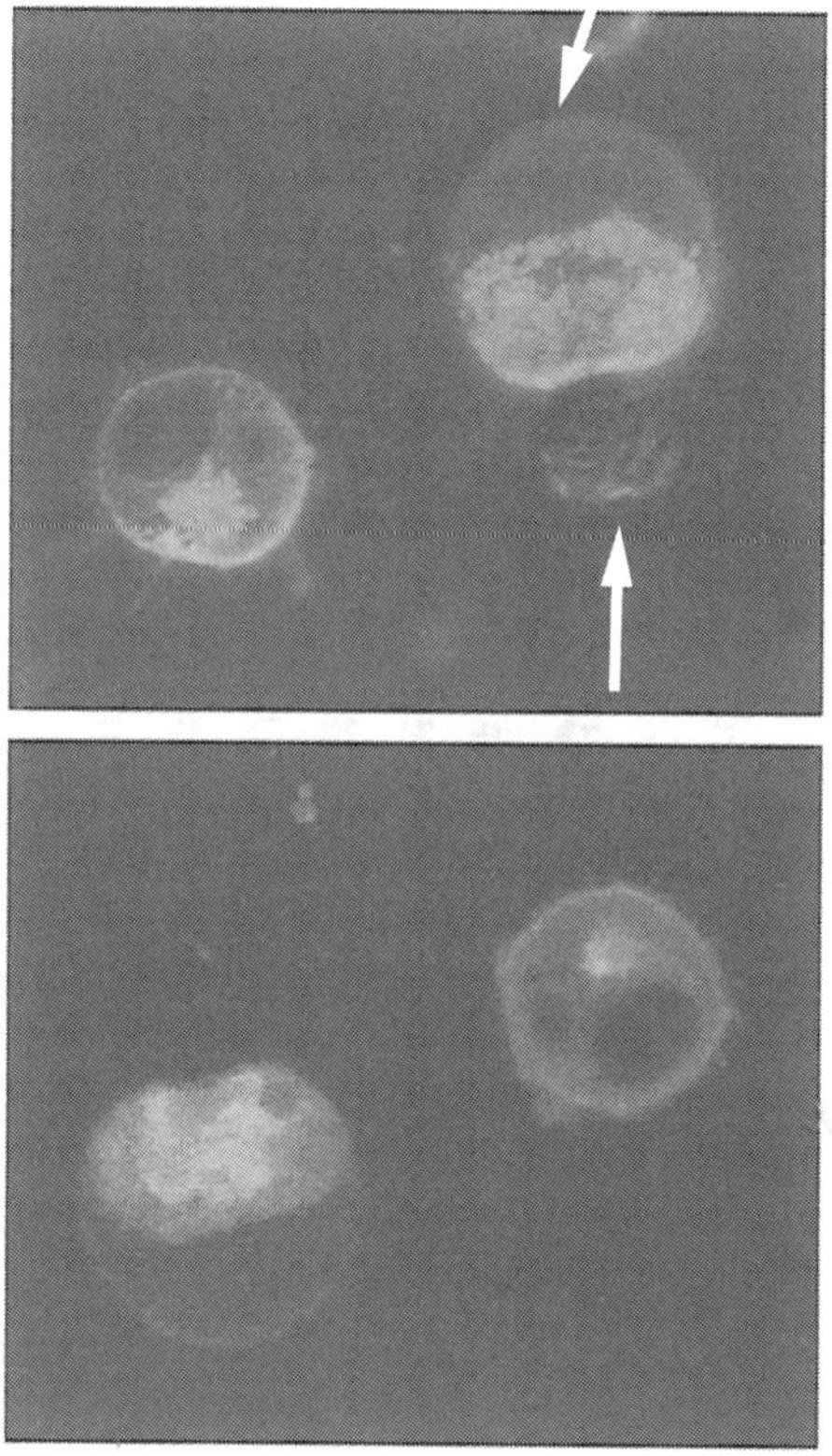

ナチュラル・キラー（NK）細胞が、ガン細胞を攻撃する瞬間

ナチュラル・キラー（NK）細胞（上の写真の下方の矢印）が、ガン細胞（同、上の矢印）に食いついた瞬間。NK細胞の攻撃を受けて細胞膜が破られ、死滅した二個のガン細胞の死骸は、酵素で分解され尿から体外に排泄される。だから、ガンが自然治癒するのはあたりまえなのだ。

（ルイ・パストゥール医学研究センター提供）

ＮＫ細胞は体内をパトロールして、直接、ガン細胞を捕らえ、その細胞膜を破って中に３種類の毒性たんぱく質を注入して、ガン細胞を瞬殺《しゅんさつ》する（写１）。

死んだガン細胞の遺骸《いがい》は、酵素が分解して、尿から体外に排泄される。

人間の体内では、毎日、約５０００個のガン細胞が生まれている。しかし、このように体内を巡回してガン細胞を攻撃、駆除してくれるＮＫ細胞がいてくれるおかげで、われわれは健康でいられるのだ。

●燃えている家にガソリンの愚行

ところが、あろうことか、**抗ガン剤は肝心のガン細胞は殺せずに、ＮＫ細胞を殲滅《せんめつ》する。**

これは、〝対ガン戦争〟で、ガンを攻撃せずに、味方の兵士（ＮＫ細胞）を機銃掃射で殺戮《さつりく》している図と同じ。喜ぶのはガンのほうだ。もっとやれ！　とやんやの喝采《かっさい》だろう。だから良心的な医師は「抗ガン剤の正体は増ガン剤！」と唾棄《だき》する。

抗ガン剤を打つほどに、ＮＫ細胞などの免疫力は激減し、ガン細胞は増殖力を得て急増する。

これは、燃えている家を消火するのに、ガソリンをぶっかけているのに等しい。

だから、もはや抗ガン剤治療そのものが、正気の沙汰ではない。目の眩《くら》む愚行、凶行《きょうこう》なのだ。

だから、２７１人の医師に、自分自身に抗ガン剤を打つか？　と質問したら２７０人の医師が「断固ＮＯ！」なのだ。これら医師たちも「患者に抗ガン剤を打つか？」と質問されたら、ほぼ全員が「ＹＥＳ！」なのはいうまでもない。

抗ガン剤による〝毒殺〟はガン治療の最大副作用である。膨大な死者たちは重大医療過誤による犠牲者である。

このようにして、わが国では毎年約27万人のガン患者が、ガン治療現場の〝医療ミス〟で命を落としている。それは、まさに病死ではなく、〝虐殺〟による死者なのだ。

学部長は「博士論文」を目の前で破り棄てた

●「患者に知られたら大変なことに！」

前出の岡山大学医学部のインターン医師は80％ものガン患者が、じっさいは抗ガン剤や放射線などのガン治療の副作用によって命を落としていることに驚愕《きょうがく》。この調査結果を博士論文にまとめて、医学部長のもとに持参した。学部長の対応は目を疑《うたが》うものだった。論文を手に一読した学部長は、**身体をワナワナと震わせ、やにわにその論文を両手で引き千切って破り棄てたの**だ。「こんな本当のことが患者や家族に知れたら、ただじゃすまないぞ。君は気でも狂ったのか！」

おそらく、こんな罵倒《ばとう》がインターン医に浴びせられたのはまちがいないだろう。若き医師は、ただ呆然《ぼうぜん》と恐れ立ちつくすのみ。わたしは、内部告発者から、この仰天事実を聞かされ、問題の博士論文の入手を切望した。

それは世界のガン治療を根底からくつがえす医学論文になると確信したからだ。内部告発者に必死で手立てを頼んだ。しかし、彼は首を振るのみ。若き医師は、まさか目の前で論文を破り棄てられるなど夢にも思わなかったため、写しを取っていなかった、という。なんという無念……。かくして、逆上した学部長に破り棄てられた論文は、「幻の論文」となってしまった。ただし、**ガン患者の〝死者〟80%がガンではなくガン治療で〝殺されている〟という驚倒《きょうとう》の数値は歴然と残ったのである。**

●抗ガン剤は細胞毒、良心医は使わない

抗ガン剤の正体は「細胞毒」であり、それは「細胞を殺す」作用を持つ。つまり、生体にとって致命的な毒物だ……。それは、放射線治療も同じ。遺伝子を破壊し細胞を殺す。安保教授（前出）は「放射線のほうが抗ガン剤よりも有害性は酷《ひど》い」という。

手術もガン患者の免疫力を大きく殺《そ》ぐ。「手術によるストレスは交感神経を緊張させて、ガンと戦うNK細胞などのリンパ球（免疫細胞）を減少させる」（安保教授）。

治療現場を知る医師たちは、声をそろえて批判する。271人の医師のうち270人が自分に「断固抗ガン剤を打たない」と拒絶するのも当然だ。

良心的医師たちは口を揃えて、抗ガン剤治療を否定する。

「抗ガン剤？　私なら絶対やりません。ガン専門医が自分がガンになったとき拒絶するのも、患者に投与して『効かない』ということを知っているからでしょう。私なら代替療法を選びます」（藤波襄二医師）

　抗ガン剤という言葉は、抗生物質を連想させる。ガンと戦うクスリというイメージが我々には植え付けられているが、実際は、身体全体を無差別攻撃する猛毒にすぎない。

「**ペニシリンなど抗生物質の〝化学療法〟と同じ言葉を使っている。そこが混乱のもと**です。なるほど、抗生物質にも副作用はありました。それでも１０００人に１人、１万人に１人か……きわめてまれです。これに対して**抗ガン剤は１００％みんな（猛毒副作用で）中毒します。だから化学療法という言葉はよくない**。お医者さんは、つい、かつての抗生物質ペニシリンなどと、誤解して錯覚する」（高原喜八郎医師・医学博士）。

「ボクは抗ガン剤は使わない。これは細胞を破壊するものだからね。暴れるガン細胞だけを攻撃できればいいが、他の健康な細胞も攻撃してしまう。イラク戦争みたいなものだ。テロだけを抑えこもうとして攻撃しているつもりが、収拾がつかなくなっている。無差別爆撃……ですね」（竹熊宣孝医師・菊池養生園名誉院長）。

ガンと戦う戦士たちを殺す抗ガン剤、放射線

さらに、抗ガン剤は細胞毒にとどまらない。造血機能破壊により患者の免疫系をメチャクチャにしてしまう。

●免疫系をメチャクチャに破壊

「抗ガン剤を使えば、骨髄がやられ、たちまち顆粒球《かりゅうきゅう》（白血球の一種）は、なくなります。顆粒球はカビや真菌を貪食《どんしょく》していますから、**抗ガン剤を使うとすぐ肺炎にかかる。たちまち肺炎とか口内炎になって40℃くらいの熱が出て、肺が真っ白になる。**すると、医者は、すぐ抗生剤を使う。**この抗生物質を使うと、その殺菌毒性で、こんどは腸内フローラ（腸内細菌叢《さいきんそう》）がメチャメチャ乱れます。ところがガンと戦う免疫力は『腸内免疫』なのです。**NK細胞とか、ガンと戦う免疫細胞は腸や肝臓でつくられる。その腸が抗生物質の毒性で乱される。**肝心のガンと戦う戦士たちが自滅するのです。同じように放射線は免疫細胞をつくる胸腺を破壊**します。だから、**ガン患者には抗ガン剤、抗生剤、放射線を使ってはいけない。**だから、30万人という人が毎年ドンドン死んでいます。治療法をまちがっているから死んでいくんだろうと私はみている。まあ、**合法的に殺されている**」（宗像久男《むなかたひさお》医師・神経内科医）（以上『抗ガン剤で殺される』前出より）。

●抗ガン剤、放射線は断固拒否する

免疫学の世界的大家、安保教授（前出）は、ガン発症には「交感神経」の緊張が大きなひきがねになるという。

「ガンの患者さんの血液データを調べてみると、ほとんどの人で顆粒球が増加し、リンパ球が減少していました。これは、まさしく交感神経の緊張状態です。つまり、ガンも他の多くの病気と同じように、心身のストレス『内的要因』で発症する病気だったのです。実際、ガンの患者さんと話をしてみると、10人中8～9人はつらいストレス状態にあった、と答えます」**「抗ガン剤や放射線治療は交感神経の緊張を招き、白血球（NK細胞など）を減少させてガンと闘う力を奪うので、勧められても断る。現在、継続中の人は中止する。どうしても手術が必要な場合は、最低限の範囲で受ける」**（安保徹『薬をやめると病気は治る』マキノ出版）。

●一グラム3億円超の抗ガン剤も！

ここまで有害性、無益性があきらかなのに、なぜ患者にとって地獄のような抗ガン剤治療がやまないのか？

それは**抗ガン剤が病院にとっては、きわめて〝おいしい〟収入源だからだ。**ある新型抗ガン剤の価格が0・1グラム7万円と聞いて絶句した。1ccなら70万円。**注射器1本（10cc）で700万円……！** これでは抗ガン剤濫用を止められるわけがない。しかし、上には上があるもので、ある人から0・1グラム19万円の抗ガン剤すらあると聞いた。注射器1本1900万円!! 家が一軒建ってしまう。

これら、**抗ガン剤の正体はたんなる猛毒物質にすぎない**。何の値打ちもない。金を出す者など1人もいない。それが**医薬品に〝認可〟され、抗ガン剤ラベルを貼った途端に〝ダイヤモンド〟に変身する**。まさに「悪魔の錬金術」! 私は抗ガン剤の取材をつづけるうちに第一次世界大戦でドイツ軍が英軍兵士を大量殺戮した**毒ガス兵器イペリット(マスタードガス)が、そのまま抗ガン剤に〝認可〟**されていたのに驚愕《きょうがく》した。抗ガン剤メーカーは、別名〝ポイズン・ハンター〟(毒の狩人)と呼ばれる。かれらは、まぎれもなく死神を背負っている。

さらに、「マイロターグ」という抗ガン剤の薬価を聞いて、腰が抜けそうになった。

それは、なんと1グラム、3億3170万円……。ダイヤより高い。そして、ガンに効くかといえば、猛毒物質でしかない。患者が死なない程度に、薄めて注射する。

こうなると、もはや医療現場は、悪魔たちの饗宴の場でしかない。

●手術もできるだけ避けたほうがよい

ガン〝三大療法〟の一つ、手術も患者の免疫力を殺ぐ。できるだけ避けたほうがよい。

鶴見医師(前出)は「手術も軽々しくやるものじゃない」と警告する。「ガンを全身に散らばすだけかもしれない。まして転移性ガンはぜったい手術をやってはいけない。もう転移してるわけですから。ガンが一つだけクローズアップされて見えているだけ。全身にもうそれこそ10^{10}個くらいいますよ。手術の刺激がかれらを散らばす。だから、そこを取れば見えないところでガンが大繁殖する。手術していいガン、いけないガン、二つに大別できる。初発ガンならまだ可愛いもので取ってもいいでしょう。してはいけないのは甲状腺ガン分化型など。絶対しちゃいけない。いまは前立腺ガンも手術はぜったいだめ。しなくても両方とも完治します。そもそも前立腺ガンはほとんど変化しない。甲状腺ガンは手術でものすごく活性酸素を多くする。そして新しいガンをつくりかねない。腸から行ってる酵素が物凄くダメージを受けて減る。こうして手術で生命力がガタッと落ちる。だから手術が必要なガンは、本当に少ない」

　佐賀市で統合医療クリニックを営む矢山利彦医師（矢山クリニック院長）は、外科医時代には〝ゴッドハンド〟（神の手）とすら呼ばれた。その彼が苦く告白する。

「ボクはメスを捨てたんです。なんぼ切っても、切っても病気は治らんやった」。もっとも手術が無力だったのがガンである。何かがまちがっている……。順風満帆だった県立医大、外科医長の職も捨てた。老いた母親が泣いたという。

　セントマーガレット病院の酒匂《さこう》猛《たけし》医師も苦渋をこめて語る。

「内科医として35年間、約８００人のガン患者さんに抗ガン剤投与、手術の治療を施してきました。はっきり申し上げます。今、このかたがたはだれ１人生きておられません……。だからこれらガン治療は完全にまちがっていると断言できます」

第7章

3日間だけの検査入院で。85歳の死……

ガン検診4日目に危篤――脳梗塞、敗血症と続発

●3日で立てなくなり衰弱して死亡

わたしのもとへ読者Aさんから、一通の便りが寄せられた。

「……2008年4月1日、私の父（85歳）は、3日間だけの十二指腸、内視鏡検査、生検のためS病院に入院したが、それが、3日目で自立歩行ができなくなり、4日目に危篤《きとく》……胆嚢《たんのう》、胆管炎、敗血症ショック症状、脳梗塞《のうこうそく》。2週間後にMRSA（院内感染）敗血症と推移しました」と綴《つづ》られていた。

内視鏡検査、生検とは、明らかにガン検診の最終段階の精密検査だ（図5）。85歳と高齢なのに、そのようなガン検診を強行した病院側の姿勢にまず驚く。

「**高齢者のガンはまず動かないからほっておけ**」。**これが、最新ガン治療の常識**ときく。老衰で大往生したお年寄りを解剖したら約8割にガンがちらほらあった、という話を思い出してほしい。Aさんの父君も、なにもしなければ、まちがいなく今も元気な笑顔で過ごしておられただろうに……。他人事《ひとごと》ながら悔しさがこみあげてきた。

便りはつづく。

「……最初の1か月目に2度の敗血症を乗り越えて小康状態が続いていたので、私はランクの

図5

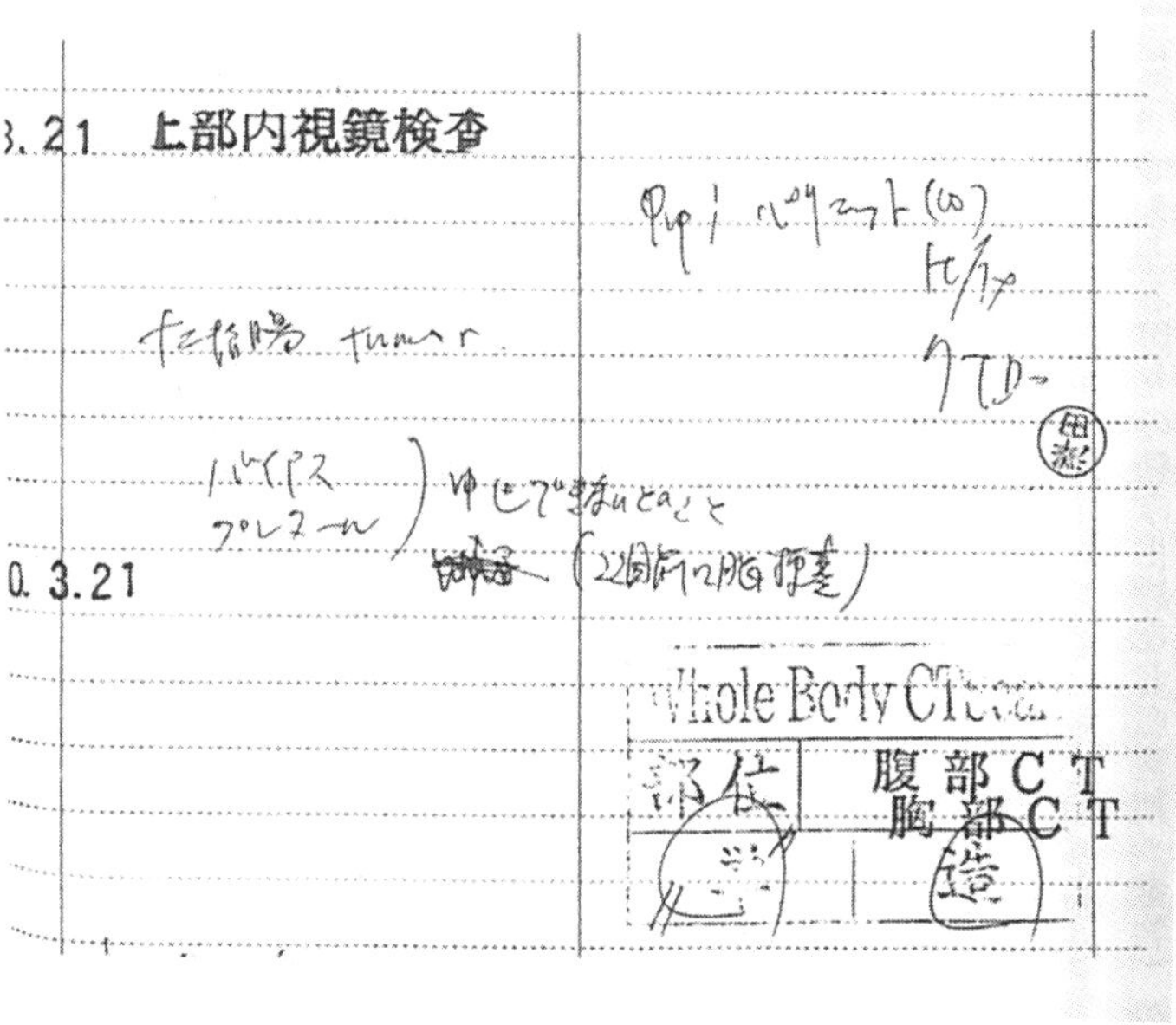

■ガン検診で“殺された”85歳のカルテ（一部）

「内視鏡検査」「腹部CT検査」などが施されたことが判る。

3日間の検査入院のはずが3日目に歩けなくなり、4日目に危篤…………。

胆嚢、胆管炎、敗血症ショック、脳梗塞、院内感染などを併発。

原因は、筋肉を溶かす重大副作用（横紋筋融解症）のある胃かいよう薬「オメプラール」（7日以上、投薬禁止）を92日間、同「ガスター」（3～7日間以上、禁止）を133日間という狂気の連続投与により様々な重大副作用を併発したもの。11月9日に死亡……。

高い病院への転院を何度も要請したのですが、最後まで担当医師の非協力、妨害の為に当該病院で11月9日、死亡しました……」

●医師は安楽死（ホスピス）を主張

思わず手紙を膝に落とした。目頭《めがしら》が熱くなってきた。また……ひとり、何も知らぬ人が犠牲になった……。

この方も病院に行かなければ、検査を受けなければよかったのに、と悔やまれる。

息子のAさんらも、愛する父親を思うがゆえにガン検診をすすめたのだろう。検診がどれほどいい加減か。精密検診がいかに危険か。Aさんは父親を亡くして、はじめて知り、愕然《がくぜん》と立ち尽くしたのだ。

病院や、医師たちの対応は、はじめから冷酷だった。

「……若い担当医は、『どんな名医にも患者は高齢だから治療はできない。助かる見込みは数%』と最初（4月4日）から断定し、家族に極度の絶望と恐怖を吹き込み、系列ホスピス（治療なし）への転院をしきりに勧めた」

ホスピスといえば聞こえはいいが、はやくいえば「安楽死」病棟。麻薬のヘロインなどを〝痛み止め〟と称してたっぷり患者に注入して、死に向かわせる。もはや、〝かれら〟に患者を助ける意志は皆無。できうる限りの**痛み止めなどの薬剤（毒物）の注入を続ければ、病院経営に大き**

な収益をもたらす。患者は、すべての生きる機能が衰弱し、枯れ木のようにやせ衰えてベッドで息を引き取るのだ。もはや、奇跡の回復をして生還する患者など皆無。麻薬を浴びせるように投与して回復など不可能だ、ありえない。ホスピスは、正直に〈薬殺病棟〉の看板を掲げたらどうか。すると、患者も家族も、**ただ死なせるだけの薬殺施設だ**と、気づくだろう。Aさんの父親の担当医師が、しきりにホスピス送りを主張したのは、助ける意志を放棄した、というより、何か重大な医療ミスを犯し、それを隠蔽《いんぺい》するためホスピス移送を強硬に主張したのではないか？

ＥＵは患者に「薬」情報を配る、日本は隠す

●臨終直前に筋弛緩剤《きんしかんざい》等を投与？

Aさんの父親は、「薬殺病棟」に送られる前に、症状は急激に悪化し、入院先のS病院で息を引き取った。

ふつうなら遺族は泣きぬれて、病院側に〝お礼を言って〟(！)遺体を引取り、通夜、葬儀の手配に追われる。愛するひとを突然、失ったのだ。病院側の責任追及などを、かんがえるゆとりも発想もない。それが、とうぜんだろう。Aさんは、ちがった。

「……父の死に至る経過に多くの疑問、不信を感じていたので、診療記録(カルテ)、注射箋等の情報を請求し、約2か月後に有料にて受領した」

これら記録を精読すると、驚くべき事実が分かってきた。まずAさんは疑った。

「父の臨終直前に、医師が筋弛緩剤《きんしかんざい》か、特殊な薬剤を投与したのではないか？」

入手したカルテなどから、死亡にいたるまでの薬剤の記録を徹底的に調査した。病名、薬品名について、とうぜん素人なのでまったく知識がない。インターネット検索が非常に役だった。

日本では病院内で投与された医薬品の『添付文書』『能書き』を入手するにはインターネット検索しか他に手段がない。

●患者に情報は一切知らされない

Aさんは、ことの重大性を、1年後に気づく。つまり、病院治療の過程で「クスリの副作用どころか投与される薬品名まで、患者にはいっさい知らされない」ことに愕然《がくぜん》とした。

昔から「まな板の上のコイ」というが、まさにそのとおり。

「……**重大な副作用、有害反応の早期発見と危険防止のために、患者本人と家族にも書面にて、投与されるすべての医薬品情報を素人にもわかりやすい表現で提供するのがあたりまえだと思うのですが、状況・実態はまるで違うのです**」

日本でも医療法で「患者への説明義務」（インフォームド・コンセント）を一応定めている。しかし、口答でのアバウトなおざなり説明のみ。投薬する薬品名など肝心のことはいっさい教えない。またAさんが指摘するように文書での情報開示など、皆無だ。

ところが**EU（欧州連合）では、すでに1992年に「医療用医薬品」の患者向けの「添付文書」作成が法的に義務付けられている（93年1月発効）**。

すでに20年近くも前に、ヨーロッパでは、患者は自らに投与されるクスリの効能や副作用、危険性などの情報を法的権利として病院側から入手できたのだ。

●患者には知らしむべからず

日本は欧州とは天と地ほど違う。

日本の薬事法は製薬メーカーに「医薬品添付文書」の作成と交付を義務付けている。

それは、医薬品の製造者が開発段階で知り得た「副作用情報」などを、製造者責任として公開を義務付けたもの。「医薬品使用者は、その有効性、危険性などを知る権利がある」。誤用などによる医薬品事故の危険を未然に防ぐため、使用者には「医薬品添付文書」は絶対に必要な情報である。

日本の厚労省は、**医薬品使用者としてA：医師、B：薬剤師への「添付文書」の公開を義務付けている**。しかし、もう1人、肝心な医薬品使用者が忘れられている。

それは、**C：患者**である。ヨーロッパは、約20年前に、その事実を認め患者への「添付文書」交付が法律で義務化されたのである。

しかし、日本はいまだ患者への「添付文書」交付を義務付けていない。

それどころか約10年前まではインターネットの検索すら、不能だった。「医薬品添付文書」にアクセスしようとすると、「医療関係者ですか?」とチェックが入り、「それ以外は検索不能」と門前払いを食わされるのが常だった。

医療費を負担し、自らの身体に医薬品を注《つ》ぎ込まれる本来の医薬品使用者の患者だけが、日本ではいまだ〝蚊帳《かや》の外《そと》〟なのだ。

徳川家康は「民百姓は由《よ》らしむべし、知らしむべからず」と有名な言葉を吐いている。

現代の病院では、いまもまったく同じ状態なのだ。

「患者は由《よ》らしむべし、知らしむべからず」

内視鏡・CT検査で、危険な薬が使われている!

●副作用を患者が知れば誰も飲まない

なぜ、政府も製薬メーカーも、患者に対する医薬品の情報公開をしぶるのか?

それは、患者が「添付文書」を見て「副作用の余りの多さを知ったら、クスリを受け付ける患者はゼロになる」と医学界ではささやかれてきたからだ。

しかし、**副作用を医者には教えて、患者には教えない**など言語道断。市民グループも政府に怒りの要求を続けている。たとえば、「NPO法人、薬害オンブズパーソン会議」は、2001年から3回も、「医療用医薬品の患者向け説明文書作成に関する要望書」を厚労大臣に提出している。

なぜ、3回も出し続けたのか？

それは、厚労省がナシのつぶてだったからだ。

〝かれら〟にとって、**患者とはカネと命を奪う対象であって、情報を与える対象ではないのだ。**

こうして、Aさんの父親は無慈悲な医療の犠牲となった。

高齢者のガン検診など有害無益で、死地に追いやる所業《しょぎょう》だが、日本人はいっさい情報を与えられていないため、このような悲劇が全国で相次いでいるのだ。

毎年、医療過誤で〝殺される〟ガン患者が、27万人にたっする、という目のくらむ現実があるのに、その戦慄事実すら、国民はいっさい知らされていない。

まさに、国民は、多大な金儲けの対象の〝人間モルモット〟に過ぎないのだ。

Aさんは、父親の無残な死によって、ようやくその足の震えるような現実に気づいた。

●胃カメラ胃出血防止薬の注意

入院時の記憶をふりかえる。

「……入院当日、輸血の危険性、10～20年後の肝炎発症可能性だけをかんたんに説明され、私が『承諾書』に署名したが、後に、検索してみると有害反応の多さと、複雑さに驚いた。2日目の**内視鏡検査と細胞採集（生検）のさいにも患者に『薬剤』投与される」**

その薬剤の代表がオメプラール。胃かいよう治療薬。内視鏡検査で胃カメラを飲むときや、標本を一部切り採る生検で、胃壁が傷つく。だから、胃カメラ検査では、必ず付物のクスリだ。さらに内視鏡検査ではドルミカム、トロンビンなどの医薬品も使われる。

3日目のCT検査は、まず造影剤（イオパミロン）等が問題だ。「重大」な、生命・血液にかかわる有害反応の「警告」が「注意書き」に記載されている。しかし受診する患者と家族には、まったく説明がない。Aさん家族にもそうだった。Aさんは言う。

「たとえ、それを口頭で、説明されても、入院時の混乱した状況では、用語の予備知識のない素人には、理解できるものではなく、医師のいうなりになるしかありません」。さらに、彼は、ガン検査自体の危険性にも、疑問と怒りを投げかける。

「……そもそも、このように危険な検査自体が後期高齢者に必要であったのかも疑問です（不要だった！）。このように強い有害反応の危険がある『薬剤』と並行して問題の〝オメプラール〟が1日も休むことなく、後期高齢者である父に、入院初日より36日間、さらに死亡するまでの56日間、計92日間も点滴で静脈投与されていた。『注射箋』を調べ始めた当初、治療のために必要な投与、と思い込んでいたため、その危険性、重大性に気づかなかった。しかし、『臨床試験において、本剤の7日間を超える使用経験はない』の一説が少しずつ気になり始め、この薬について検索してみると、厚労省医薬品安全局より『重大』な『警報・安全性情報』が、数度にわたり出されていた。しかも、父と同じ『MRSA敗血症』を発症した患者が死亡している報告書もあった」

泣き寝入りしない。亡き父のため裁判で闘う

●相手は業務上過失致死罪（刑法211条）

Aさんの父親は入院2日目に内視鏡検査の生検を受けている。

このときに使われた薬剤はドルミカム、トロンビン。

3日目にはCTスキャン検査のために、造影剤イオパミロンを点滴投与されている。

Aさんの後日調査では、いずれも「医薬品添付文書」に「重大」な「有害反応」が「注意書き」として記載されていた。しかし、家族にはなんの説明もなかったのだ。

父親の状態は、3日目に自分で歩けないほどに突然急変。4日目には危篤状態……というから、ただごとではない。

それまで健康な状態で入院しているのだから、2日目、3日目に行われた検査か、それに使用された「薬剤」の害作用を受けた可能性が、きわめて高い。

Aさんは悔やむ。**事前に内視鏡検査やCT検査に、「添付文書」で「警告」されるほどの重大な害作用があるのなら、85歳の父親を受けさせなかった。**そう、悔やまれてならない。

これらガン検診を拒絶して病院に行かなければ、父親は〝殺される〟こともなかった。彼の慚《ざん》

愧《き》の思いは深い。

ただし、彼は泣き寝入りですべてを忘れようとする他の日本人とはちがう。彼は父の無念の死の原因を究明して、病院側の責任を徹底追及する覚悟だ。

わたしもAさんに勧めた。**まず民事裁判を起こして、病院側の過失を立証し、勝訴をめざしなさい。そして、過失が明らかになったら、業務上過失致死罪（刑法211条）で刑事告訴しなさい**――と励ました。

「法律は、われわれの生命と権利を守る武器です。われわれには、その武器が与えられています」

●内視鏡、生検、CT検査で危険薬

わたしもAさんの手記を読むまでは、内視鏡検査やCT検査に、患者を急死させるほどの害作用が隠れているとは知らなかった。X線被ばくで、のちにガンが増えたり、総死亡率が増えることは〝チェコ・リポート〟などで指摘されている。

しかし、**ガン検診の医療現場でも、〝殺される〟場合があるのだ。Aさんの父親の悲しい死は、その恐怖を物語っている。**

父親の体内に注入された薬剤を、ここで点検してみる。父親が受けた①**内視鏡検査**、②**生検**、③**CT検査は、ガン検診の〝3点セット〟。あなたがガン検診を受けるということは、父親が投**

与された『危険』な「薬剤」を、あなたも投与されることになる。

胃壁の出血防止薬で、皮膚がドロドロ熔ける!?

●胃カメラによる出血防止のため

■オメプラール（注射・点滴薬）：内視鏡検査で用いる胃かいよう治療薬

Aさんは、このオメプラールが父親に入院時から36日間、さらに死亡までの計92日間も連続して点滴で投与されたことに強い不審を抱いている。同薬『審査報告書』に「投与は3～7日間を限度とすべき」と記載があったからだ。さらに、英国の上限は5日間、スウェーデンは3日間だ。「**それ以上は副作用が激しく危険**」だからだ。

なのに、「警告」を黙殺して85歳の父は、なぜ92日間も投与されたのか？

この「薬剤」はプロトンポンプ阻害剤とよばれる。「**効能効果**」は「**胃かいよう、十二指腸かいよう、逆流性食道炎**」など。

これら胃腸障害は、食べないで消化器を休ませれば、自然治癒力が働き、いやでも治っていく。野生動物はそうして治している。人間だけが傷んだ消化器にむりやり食べ物を詰め込み、症状を悪化させ、さらに、毒物の胃腸薬を投与する。まさに、狂気の沙汰だ。

ガン検診で入院した父親が入院当初から、連日、この「胃かいよう」治療薬剤を投与されたのは、内視鏡検査により食道や胃の内壁が傷ついたものを〝修復〟する目的で投与したのだろう。

●表皮が溶け敗血症、腎不全で死亡

このオメプラールに対して、厚労省は『医薬品安全性情報』（No.149 98年8月）で、衝撃の危険情報を全国医療機関に発信。注意をうながしている。

その**重大副作用は「中毒性表皮壊《え》死《し》症《しょう》」「皮《ひ》膚《ふ》粘《ねん》膜《まく》眼《がん》症候群」**。**わかりやすくいえば、皮膚や目の粘膜がドロドロに溶けていく**。ホラー映画のような中毒症状だ。

この『安全性情報』は冒頭に「……医薬品等のより安全な使用に役立てていただくために、医療関係者に対して情報提供されるものです」とある。ここでも、すでにEU諸国との差が出ている。

EUでは92年から患者向け「医薬品添付文書」の作成が義務化されている。

その趣旨に習えば、この厚労省『安全性情報』も、「医療関係者と患者」に向けて発信されなければならない。厚労省の眼中に患者の存在などないのだ。

さて——。オメプラールの具体的な重大副作用例をみてみよう。厚労省は2例の〝悲劇〟をあげる。

●Aさんの父親と同じ死亡例を「警告」

「2例の中毒性表皮壊死症《えし》について。投与期間は、開始から紅斑《こうはん》（赤あざ）出現までの期間は、それぞれ17日間、25日間である。転帰（病気の結果）は、1例がオメプラールなどの投与を中止し、ステロイドパルス療法により軽快したが、もう1例は、70歳、男性。投与25日目に腹部に紅斑があらわれ、28日目『**中毒性表皮壊死症**』で**救急外来で運び込まれる**」「**オメプラールの投与は中止したがMRSA院内感染と敗血症、を併発し、急性腎不全により死亡した**」

2番目の症例は、まさにAさんの父親とそっくりだ。さらに「外国でも『皮膚粘膜眼症候群』が報告されている」という。

医者が事前に、これら厚労省『安全性情報』の存在を文書で示してくれたなら、同薬剤の点滴も、Aさんは断固拒否したはずだ。

異常が出たら「投薬中止」を無視続行したミス

●投薬中止でも〝安全〟ではないが

この「薬剤」オメプラールについて、2005年にも厚労省の『安全性情報』でも「警告」している。

タイトルは「重要な副作用等に関するお知らせ」（No.215　05年7月、厚労省医薬食品局）。

そこでオメプラールの「重大副作用」を「警告」している。その副作用の深刻さ、そして、この薬剤の毒性の強さにあらためて驚くしかない。

「無《む》顆《か》粒球症《りゅうきゅうしょう》、汎《はん》血球減少症、溶血性貧血、血小板減少があらわれることがあるので、観察を十分に行い、異常が認められた場合には投薬を中止し適切な処置を行うこと」

「間質性腎炎、急性腎不全があらわれることがあるので、腎機能検査に注意し、異常が認められた場合には投与を中止し、適切な処置を行う」

顆《か》粒球《りゅうきゅう》や赤血球、血小板など、あらゆる血球が減少している。これは、あきらかにオメプラールに造血機能を破壊する恐るべき猛毒性があることを示している。それは猛烈な細胞毒である抗ガン剤に共通する毒性だ。

重大副作用情報の「……異常が認められた場合……うんぬん」は、厚労省「添付文書」の〝決まり文句〟。「異常（副作用）があらわれても投薬中止すれば大丈夫」という発想だが、根本的にあやまり。体内にすでに毒物（薬剤）が残っており、中止後に重大副作用が発症することは珍しくない。前出の70歳男性もオメプラール投薬を中止したのに、敗血症・急性腎不全で急死している。

●「投薬中止」を無視！　重大医療ミス

わたしは重大事実に気づいた！　Aさんの父親に対して、病院側は重大な医療ミスを犯している。

2回にわたるオメプラールに対する『安全性情報』（98年）、「重大副作用」（05年）「警告」は、当然、その後の「医薬品添付文書」の改訂版に取り入れられている。

父親は、入院3日目で、歩行困難になる異常に襲われ、4日目には敗血症ショック、脳卒中、MRSA敗血症などの異常症状に次々に襲われている。

オメプラールの「添付文書」は「異常があらわれたら投薬中止」を「注意」「警告」「指示」している。しかし当該医師たちは、これらの異常を一切無視して「投薬中止」の義務を怠った。オメプラールは、なんと入院してから連続36日間、さらに死亡するまでの間に56日間、つまり合計92日間も投与されているのだ。**「添付文書」などの「指示」に従わず「投薬中止」を怠ったのは重大な医療過誤である。**

期限7日を黙殺、36日も連続投与の〝暴走〟

●使用限度「3～7日」は抹殺された

Aさんは、さらにもう一つの重大文書を入手している。

それはオメプラール（注射薬）に関する『審査報告書』。そこには「用法・用量」についての次の記載がある。「本薬は……その成績から『通常3日間投与、上限は7日間』との（「添付文書」など）記載内容が適切である……」と指示されている。**つまり、「オメプラールは（副作用が強いので）投与は3〜7日間を限度とすべし」という重大な「指示」**である。

ところが実際の「添付文書」には「国内の臨床試験において、本剤の『上限の7日間』を超える使用の経験はない」としか記載されていない。どころか36日間ぶっ通しで、ついで56日間投与されている。『審査報告書』の「指示」の最大13倍以上の期間だ。

Aさんは「一番重要な上限期限の記載がない」と呆れ、憤《いきどお》る。

Aさんは、この問題について、初めは気づいていなかった。ところが、父親の急死になっとくがいかない彼は、地元の神奈川県警・青葉警察署に相談に行った時、応対した警察官からこう言われたのだ。

「7日間を超えて使ってはダメだと、どこにも書いてないじゃないか」とけんもほろろ。まともに相手にされなかった。

「**『審査報告書』には3〜7日間を限度とする」と書いてあるのに。**Aさんの怒りの追跡が始まった。

●英国は5日、スウェーデン3日

ミステリーはつづく。

医療従事者向けの『治療薬ハンドブック』という指示書がある。それらには、オメプラール使用期限の『7日間、上限』の記載が完全に消えている。

Aさんはこう指摘する。「しかし、害反応が低い経口錠剤（オメプラール）の上限期間（6週間まで等）は、それらマニュアルの同じページ、欄に記載がある。いっぽう、**オメプラール（注射剤）の薬価の高さが、飛び抜けて目立っている**」

『審査報告書』の「投与は3〜7日間を限度とすべき」という『勧告』が、「添付文書」や「医療者マニュアル」から〝消された〟理由が、これでハッキリした。

医療現場は、オメプラールは薬価が高くて「儲かる」から、使用期限を決められたら商売上困るのだ。Aさんの父親に様々な副作用による異常が襲いかかっているのに92日間、投与した理由も同じ。**利益が高いから、現場は〝やめられなかった〟のだ。これらオメプラール（注射剤）の投薬期限（3〜7日間）を、抹殺した日本の医療界の罪は深い。**なぜなら『審査報告書』は、こう紹介しているからだ。

「英国の本薬剤『承認審査』内容報告は、『臨床試験の投与は5日間、短期治療5日まで』と明記されている。さらに『用法・用量』欄にも**『5日までの投与とする』**と上限の記載がはっきり書かれている」。日本の勧告の7日どころか5日である。85歳に92日間の投与で、患者を死に追いやった今回の事件を聞いたら、かれらは卒倒するだろう。

英国より、さらに厳しいのはスウェーデン。上限はなんと3日なのだ。

馬の許容量の数百倍も85歳にぶち込んだ

●胃に出血なく投薬は全く不要だった

Aさんの入院当時を振り返った手記は生々しい。

「……内視鏡検査、生検待ちの父に対して、（オメプラールは）入院初日から36日間、休むことなく投与されていた。2日目の『経過記録』には、『異常な足のしびれと、強いふらつき』の記録があるのに。とくに死亡までの18日間、1日の輸液量（水分）が1・256㎖と極度に減量されたなか、投与され続け、弱った肝臓、腎臓から代謝、排泄できずに濃縮、蓄積され続けた」

オメプラール点滴は、胃カメラによる胃の出血防止が目的だ。しかし、カルテ記録によれば、そもそも投薬自体が不必要だった。

「**入院2日目の内視鏡検査で『胃内出血なし』の診療記録があり、生検4か所より採取され、同日『タール便』なし、の記録もある**」（Aさん）。

つまり、内視鏡や生検による胃内部の出血はいっさい認められない。だから、この時点で「胃内出血の防止」を目的とするオメプラール点滴投与は、まったく無意味だったことになる。ましてや上限7日をはるかに超えた92日間の投与など、狂気の沙汰というしかない。

●馬の安全量の数百倍も！投与した

亡き父を思うAさんの執念の探索《たんさく》は、さらなる病院側の重大過誤をつきとめた。

オメプラールの投薬期間もデタラメだったが、投薬量も驚天動地のデタラメぶりだった。

馬の胃かいよう治療にもオメプラールは使用されている。その強制経口投与剤について、次の記載がある。

「馬に対しては、一日摂取許容量（ADI）として、0・007㎎／kg体重／日を採用することが適当である」（『動物用医薬品専門調査会』審議報告）。

Aさんは、この「安全基準」を父親のケースに適用して愕然《がくぜん》とする。

「父に対する（点滴による）静脈内投与1日40㎎の量は、動物（馬）に対する安全基準の約百倍、経口剤と静注剤の違いを考慮すると、数百倍となる」

以上――。

Aさんの85歳の父親を襲ったガン検診の悲劇は、言葉を失う酷《ひど》さだ。

ここに例示したのは、胃カメラを飲むときに、胃の出血防止に使われる薬剤オメプラール（胃かいよう治療薬）。病院のガン検診現場で使われる。Aさんの父君の悲劇は、他人事《ひとごと》ではない。

あなたが、ガン検診で病院にいくと、まちがいなくこの恐怖の「薬剤」を投与される。胃カメラ

検査にオメプラールは付物と言えよう。そして、その戦慄《せんりつ》、狂気の濫用ぶりは、これまで述べたとおり。

わずか一つの「薬剤」だけで、調べると、これほどズサンで、でたらめで、最悪である。こうなると、父君は医療過誤で亡くなったのではなくて、明らかに故意に〝殺された〟としか、考えられない。

なぜなら「医療用医薬品添付文書」などで、敗血症など「異常」が出たら「投薬中止」と「警告」「注意」で、はっきり「指示」されており、投薬期限の「上限は7日間」と専門書に明記されている。また、父君に投入されたオメプラールの量は、馬の安全許容量の数百倍だ。**これらは過失というより、故意でしかありえない。するど、父君は刑法第199条の殺人で〝殺された〟（未必の故意）**ことになる。

3日検査入院が半年に……そして無言の帰宅

●7日限度のガスターを133日間

そして、さらに薬漬け地獄は続いた。

父親は、08年5月7日から133日間もガスター（20mg）を点滴で投与され続けた。これは、テレビCMでも、おなじみの胃薬（H_2ブロック薬）だが、とにかく副作用が凄《すさ》まじい。『クスリは飲んではいけない⁉』（前出、参照）。

Aさんの病床日記――。

「とくに、5月17日から5月31日までの15日間、1日の輸液量（水分）が1205㎖と極度に減量され、腎臓、尿から毒素成分が排泄できず濃縮、蓄積された」

「6月1日未明、嘔吐《おうと》し脳梗塞。右半身、会話、不能となる」

このガスター投与も、「添付文書」の「注意」など全く無視の悪質さだった。

ガスターに関する『医薬品等、安全性情報』は4回（No.162 No.170、No.184、No.220）。そこでは「**重要な基本的注意**」として「**必要最小限の使用にとどめる**」と「**指示**」さ**れている。さらに「使用期間も3～7日間程度にとどめる」とはっきり「注意」している。「133日間」連続投薬など論外というより狂気である。**

さらに「高齢者」に対しては「本剤を減量するか、投与間隔を延長するなど慎重に投与する」と「指導」。さらに、「本剤は主に腎臓から排泄されるが、高齢者は腎機能が低下していることが多い。そのため血中濃度が持続するおそれがある」

父君の場合、まさにその懸念どおりの転帰をたどった……。

●有害オメプラールを死亡日まで投与

しだいに死の影が忍び寄ってくる……。

わずか3日間の検査入院のはずが5か月を超えた。そして、院内感染という最悪事態を迎える。

9月14日、『一般細菌報告書』で、MRSA4+（気管吸引啖より検出）の報告。さらに感染対策委員会より2週間以内に届け出要請が出ていた。

10月5日、経過記録によると、血液培養ための採血、検査培養のため、啖、尿検査。

10月8日、啖より緑膿菌、緑色連鎖菌などの細菌が確認された。とくに、MRSA4+について、感染対策委員会より再度届け出要請が出ていた。

このような危機的状態の中、害作用目的のオメプラール投与を死亡するまで継続した。検索するとMRSA敗血症の最後は、血圧低下、体温低下と頻脈……そして、心停止とある。父の最期は、まさにそのとおりであった（病床日記）。

S病院は故意に、筋肉溶かす薬を投薬し続けた

●事件は100％〝過失〟でなく〝故意〟

「……横浜地方検察庁のS検事より不起訴の通知が届きましたが、検察審査会へ異議申し立てをする予定です」「整理した記録と血液検査のデータを同封します」（Aさんの便り）。

２００８年秋に、愛する85歳の父を〝殺された〟ときから、人生は変わってしまった。それまで医療に抱いていた信頼は、音を立てて崩壊した。

以来、Ａさんは足繁く医療関係者や弁護士を訪ね歩いている。自らの家族にふりかかった医療厄災の悲しみをバネに、新たな人生のステージに立っている。

彼が対決するS病院には、すでにコンピュータが導入されていた。

「処方オーダーリング・システムの厳しい過誤防止対策、処方量の上限設定および医薬品情報統合システムが完備している……と宣伝している。故意過失でなければ、このように長時間の過剰投与はできないはずだ」（Ａさん）。

「処方量の上限設定」「医薬品情報統合システム」これらが完備しているなら、まさにＡさんのいうように、「医薬品添付文書」「安全情報」などの「期限制約」「投薬量制限」などを〝故意に〟黙殺して投与しなければ、Ａさんの父親のように常識のケタを外れた投薬期間、投薬量など起こりえない。つまり、この医療事件は、１００％〝過失〟ではなく、〝故意〟である。

●父の「筋肉を溶かした」３つの薬

Ａさんは重大なことに気づく。

「父は入院する11日前より、ほとんどオメプラール、ガスターと同種類の薬（パリエット）を（S病院から）処方されていたのです」

3薬剤は、いずれも消化性かいよう薬である。そして、いずれも「横紋筋融解症《おうもんきんゆうかいしょう》」をひきおこす。これは、文字通り〝筋肉が熔ける〟恐ろしい重大副作用だ（『重篤副作用疾患別対応マニュアル』厚労省）。

これで、父親が入院直後から、ふらついて立てなくなった理由もわかった。これら「薬剤」の重大副作用で〝筋肉が溶けて〟いたのだ。

「**……この病気の判定には血清検査（CK値）が目安です。しかし、入院中、4月の16回もの血清検査で、10回分のCK数値が『空欄』（！）でした。5月は4回ともすべて『空欄』……。これは明らかにデータの〝隠蔽《いんぺい》工作〟と思えます。『横紋筋融解症』の発症で、ベッドでも寝たきりになるのですね。**３か月前には、父はゴルフコースを回っていたほど元気だったのです。体力気力は年齢の割にはありました」（Aさん）。

●病院側の証拠（CK値）隠蔽工作

それが、よかれと思って受けたガン検診で暗転した……。

主犯人は、検診の「胃カメラ」と「生検」の前後に、**胃の出血や潰瘍《かいよう》防止の名目で飲まされた「薬剤」だった。パリエット、オメプラール、ガスター――この3薬は共通した重大副作用「横紋筋融解症」をひきおこす。ゴルフをするほど体力があった父親が突然歩けなくなったのは、投薬の重大副作用が発症したからだ。**

それを証明するものがCK値だ。病院側は、副作用の「横紋筋融解症」発症と判っていた。だから、自らの責任を隠すため血液検査のCK値欄を「空欄」にしたのだ。

おそらく最初のカルテにはCK値は記入されていたはずだ。遺族のAさんから資料請求を受けて、慌ててCK値欄を塗りつぶしてコピーを取り、公開したのだろう。

これは、**刑法によれば証拠隠蔽の罪に相当する。**また、CK値増加は、「横紋筋融解症」発症のアラーム。原因「薬剤」のオメプラール、ガスター等投薬は「即時中止」が「添付文書」で「警告」されている。なのに、「薬剤」投与を死ぬ日まで続行した。

これは「過誤」ではなく、明らかに「未必の故意」の殺人が立件できるケースだ。

5億円保険金サギ請求と〝寝たきり〟濫造《らんぞう》

●5億円超の保険金不正請求事件

Aさん家族の悲劇から1年後、このS病院の金権体質を露呈するスキャンダルが噴出した。

09年2月、S病院が診療報酬の過大請求事件で、なんと5億1000万円の返還命令を当局より受けたのだ。このニュースに人々はあきれ、そして首をひねった。報道によれば「返還すれば罰則はない」という。これは「謝ってすめば警察はいらない」の類の話だ。S病院は、やってもいない治療、投薬を「やった」とレセプト（診療報酬明細書）に記入して保険から騙《だま》し取ったようなものだ。まさに、絵に描いたような詐欺犯罪。それを、金を返せば、おとがめなし。いかに、法律が医療利権に甘いかがロコツにわかる。

ただし、この醜聞《しゅうぶん》はS病院が、利益のためには犯罪にすら手を染める体質の病院であることを、白日の下にさらした。だから、「法律」や、ましてや「添付文書」「安全情報」などの「警告」「注意」など、知ったことではないのだ。

ただ、この不正請求事件が、回り回ってAさん家族の悲劇の一因となった可能性がある。なぜなら、この不正請求事件が起こったのは06年だからだ。あくまでも邪推だが、そのとき不正を指示した（?）Y院長は、事件後、降格されて消化器医長となっていた。不正取得の5億1000万円の返還を迫られていたY医長は、穴埋めに高収益医療に暴走した。わかりやすくいえば、なりふりかまわぬ金儲けに奔走した可能性があってもおかしくはない。

「若い配下の医師たちには、常軌を逸した圧力がかかっていたものと思われる」（Aさん）。

●患者を薬で寝たきりにしボロ儲け

その金儲けメカニズムは凄まじい。保険金の不正請求が微笑《ほほえ》ましく思えてくる。

Aさんは、その悪魔の錬金術の具体的方法を暴きだした。

――一時期、全国で、患者をベッドに紐《ひも》で拘束することが騒がれ、いくつも訴訟がおこされ

ていた。その解決策として（これまで告発した）オメプラール、ガスターなどは、病院にとって〝最適〟です。（なぜなら）患者の筋肉が溶解して手足、嚥下《えんげ》筋肉、全身がたちまちマヒ状態となり、会話、意志表示もできず、ＩＶＨ中心静脈（点滴）栄養が必要となるので介護に手がかかりません。

しかも、この組み合わせで薬価は高く、病院、ホスピスにとって高収益診療報酬が入院中、確保できます。

最近、患者をベッドに縛り付ける事件をほとんど聞きません。ところが高齢者が強い薬を投与され、病院のベッドで「たちまち動けなくなる」話を聞きませんか。

現在、他の医療機関においても、検査入院患者や終末期の患者たちに、（オメプラールなど）当該医薬品や、類似の医薬品が過剰投薬されている可能性、恐れがあります。

これは医療行為、治療目的の投与ではなく、明らかに〝殺人〟をともなう医療費、診療報酬詐欺事件です。もしも「国内で広く行われている」としたら、数兆円規模の巨額診療報酬サギ事件となります。

現在の高齢者医療費抑制問題、リハビリ、入院期間の１８０日制限問題などは、このような不正、不法請求が排除されれば、財源が確保され一気に解決すると思われます――。

彼は父の非業《ひごう》の死の原因を追及するうちに、現代医学という「死神教《しにがみきょう》」の地獄の現状に到達したのだ。筋肉が溶けるという戦慄の副作用を、かれらは〝利用〟して、夥《おびただ》しい数の寝たきり病人を大量生産しているのだ。動くことも意志表示もできなくすれば介護の手間も省ける。大量薬漬けで荒稼ぎをする。Aさんの父親も、この悪魔システムに、ひきずりこまれたのだ。

●残忍な薬漬けと死神の如《ごと》き医師たち

Aさんからの便りは、つぎのように結ばれていた。

「……**国内における高齢者の死亡時、病理解剖が全く行われていない現状です。よって終末期患者たちに対し、731部隊を連想する冷酷残忍な『過剰医薬品投与』（クスリ漬け）が無法状態となっていると思われます**」

「現在、日本の死者数は年間百万人弱。死者のうち解剖を施した割合を示す剖検率《ぼうけんりつ》は、欧米諸国20～30％に対し、日本は3・9％（現在は2％）。だから高齢者については限り無くゼロに近いと思われます。（「WHO（世界保健機構）」98年報告）」

「大学病院の若い医師が高齢者の患者に直接『ガン宣告』『余命宣告』をしています。そして……治療を中断し、家族全員に集合の号令をかけ、驚くほど正確な臨終カウントダウンと看取りの儀式を演出し、まるで死神のように振る舞った……」

第8章

医師たちは、みずから検診を受けるのか？

●抗ガン剤2771人中2770人拒否

医師たちは、みずからはメタボ健診やガン検診、人間ドックを、はたして受けるのだろうか？あなたは気になるはずだ。

かれらは、その〝有害〟無益をハッキリ知っている。だから自分や家族に絶対受けさせない。医者のホンネだ。あなたは「初めて聞いた！」とびっくりするはずだ。

ガン治療ひとつとっても、患者はこれほど無知な状態に置かれている。

そうして、何も知らされていない99％のガン患者たちは、抗ガン剤注射を受けるために、長い長い行列を作るのである。そのガンの縮小効果は、わずか10人に1人ほど。そして、〝選ばれた〟1割も「ガンが縮んだ！」と喜ぶのも束の間。「縮小したガンは、すべて5～8か月後には元のサイズに再増殖でリバウンド」。再増殖は、もはや誰にも止められない。こうして抗ガン剤複数投与グループは、単数投与にくらべて7～10倍も早く死ぬ。なるほど、これでは医者は自分や身内に、抗ガン剤を打たせるわけがない。

同じことが「検診」にもいえるのではないか。さまざまな問題が指摘されているメタボ健診、ガン検診、人間ドックなどについて、医者にたずねた。

〈10項目質問〉。（以下敬称略）

＊安保徹（新潟大学大学院医学部、教授）　＊森下敬一（国際自然医学会、会長）

＊真弓定夫（真弓小児科院長）＊近藤誠（慶応大医学部、講師）
＊岡田正彦（新潟大医学部教授）＊鶴見隆史（鶴見クリニック院長）
＊宗像久男（ナチュラル・クリニック院長）

質問1　メタボ健診は受けますか？

■**安保**：「私自身は受けない。けど、会社に勤めている人たちは受けないと叱られるみたいだよ」（職場検診のデータがメタボ健診に回る！）

■**森下**：「私の所は胸部レントゲン写真などやってない。気になる職員がいたら血圧、採血をして免疫系の一般検査くらい。メタボ健診は基準がデタラメだから。基準みて、ああ、これはだれが考えたのか知らないがダメだなと（笑）。もちろん『受けなさい』というような指示はおこなっておりません」

■**真弓**：「受けませんよ！　そんなもの。あんなの意味ない。あたりまえです。聞くだけ野暮ですよ（笑）」

クスリを使わない小児科医として全国の母親たちに絶大な信頼を得ている真弓定夫医師（真弓小児科院長、吉祥寺。80歳の柔和なお声は元気だ。

■**近藤**：「ボクは定期検診も受けたことないからなぁ」（苦笑）。彼は『患者よ、がんと闘うな』等の本を出してガン治療現場を内部告発したパイオニア。

■岡田：「……イエスかノーかで言えば〝イエス〟になります。私は勤め人ですから、法律にしたがって年1回検診を受けなくてはいけない。その一部が自動的にメタボ健診の一部として使われている。結果的に拒否できない」

■鶴見：「受けません。理由は自分でコントロールしていますので自信があります」教授は職場健診で強い発ガン性のあるX線検査が法的に強制されていることに反対している。

■宗像：「受けない。理由は興味ない。メタボ健診は営業、市場開拓でしょ」

●肺ガン検診、有害無益は国際常識

質問2 ガン検診は受けますか？

■安保：「ぜったい受けない。1人のガン患者を見つけるのに30人ほどを精密検査にもっていくんだね。つまり1人のガンを見つけるのに29人は『要精密検査』という通知がくる。これが凄いストレスになる。胸部とかバリウムとかは精度が低いので、まずスクリーニングするから、そうなる。本当に『精密検査』が始まるのは、約3週間後。その間、不安と恐怖で七転八倒の苦しみだよ（なら本当のガンになっちゃう！）。だから、ガン検診をやるとガンの発生率が上がる。落語みたいな話。だから受けてはダメなんだ」

■森下：「治し方、治療法が確立してない。なのにヘタに見つけられて治療をやったんじゃマイナスになる。早期発見、早期治療、早期死亡……になる（笑）。『ガン検診はやめなさい』、と患

者さんには申し上げている」

■**真弓**：「メタボよりなお悪い。理由は肺ガンでハッキリしてるでしょ。検診で見つかる肺ガンより検診によって発生する肺ガンのほうが多い。欧米では定説になっています（チェコ、アメリカ、2国報告がありますね）。それ以前にレントゲンを当てることが問題。放射線ばっかり考えているからダメ。携帯電話も含めてそうです。電磁波をしかも至近距離で浴びる！　危険性はかんたんにわかる」

■**近藤**：「ガン検診？　受けてません」

彼はガン検診不要論を早くから展開している。

〝チェコ・リポート〟が発表されて間もなく厚労省が全く逆の報告をしている。肺ガン検診を受けた人ほど肺ガンが半減している、というが？「一言でいえば無意味なデータ。証明する力はクジ引き試験（前向き調査）が一番強い。厚労省の調査は二段も三段も証明力は〝弱い〟。それで〝強い〟ものをひっくり返そうなんて、土台無理な話。それは、もう全然、恥の上塗りのようなもの。国際的には肺ガン検診の無効性は常識です」

■**岡田**：「無意味なので、私は受けません。（ガンの）顔付きだけで調べている。いかにも非科学的。人相悪いからガンだ！　と、100％見た目です。怖いですよ。〝チェコ・リポート〟のように肺ガン検診を受けた人ほど多くガンになり、さらに死亡率も増えているのですから」

■**鶴見**：「まったく受けません。まったくやったことありません。理由の一つはガン検診は無効というデータが出ている。1990年〝チェコ・リポート〟です。

X線被ばくが増ガン作用を発揮した可能性は十分にあります。検診で放射線で被ばくするか、ストレスがかかる。こんな馬鹿なことはない。自分で予防したほうがよっぽどいい。それはかんたんですよ。腸の運行をよくすればいいんでから。そこで作られる免疫70％ですからね。けっきょくは腸で決まります」

■宗像：「ガン検診も受けない。根拠は、もしひっかかったら、抗ガン剤、放射線でやられるから。ガンが見つかっても治療法を知らないいじゃないか!!」

●意味のある定期健診も皆無！

質問3 定期健診は、受けますか？

■安保：「受けない、受けない。40歳で痛い目にあったからサ（笑）。もう検査はこりごりだ。知らぬが仏で、この世を去りたいじゃない。最高の悟《さと》りだよ」

■森下：「全然、やらない！　患者さんでよくいるんです。町の健康診断を受けたらこんなこと言われた。専門医を紹介するから診てもらえ、と。『だから言ってるでしょう！』そういう一般的な健診は、だいたい情報が何にもない。化学薬剤をもらう新しい条件設定づくりです。まあ……日本に限らず、アメリカ、ヨーロッパ、町をあげて文明都市そのものが、病気製造の培養器になってる。だから、そういうシステムから。なるべく外れることこそ必要な条件です（文明が反自然になっている)。だからテレビでも新聞でも皆そうですが、病気作りです。『そんなの放ったらかしておくと大変なことになりますよ』なんてテレビ番組ばかり。観た人のうち何十万人かが『ああ、こりゃオレに該当するナァ…』と、思い込みで病気になる。そんな人がけっこういるはず。(マスコミも) 病人製造システムです」

■**真弓**:「いりません!」とキッパリ。「私、50年間、定期健診受けてません」

企業で健康診断を義務付けているが?「とんでもない。結局、やらせているのは医者と薬屋ですね。健康診断受けてもいいですよ。ただチェックの仕方に問題がある。それと基準値に問題あり。患者数が減ってくると基準値をせばめる (下げる)。それでそれまで『正常』と言われた者が『異常』にされる」

■**近藤**:「受けていませんね (苦笑)。ただ、あまり受けない人だらけだと締め付けが厳しくなる」

■**岡田**:「前回答どおりです。受けません」

■**鶴見**:「定期健診、受けたことは20年もありません!(笑)」

質問4 人間ドックは、受けますか?

■**安保**:「人間ドックも危険だね。〝正常値〟自体がいっぱい怪しげだ。高脂血症でも、なんでもそう。一年前の『日経新聞』に人間ドック受診者の8割が〝異常値〟もってる」という記事が出た。ドックに来る人たちは、けっこう健康に気づかっている人たち。その8割に〝異常値〟が出るということは〝正常値〟の設定が完全に狂っている。基準値が〝異常〟なんだ。だから、病人つくるための検査みたいになってる」

「政府がそれを指摘しないのは『利権構造』だから。政府が、これら検査の問題を指摘できないのは、人間ドックでもガン検診でも、膨大な数の雇用を生んでいるからです。そして収益を上げている。それがなくなったら、何万人、何十万人、路頭に迷うかわかんない。だから、いったんそういう仕組みができあがると、なくすことはできない。だから、わが身を守るためには、自分の意志で行かないようにするしかない。検査やドックに来る人が減っていけば、このシステムは自然消滅していきます」

■**森下**：「いやぁ……これもネ（今の医療で）治し方が確立しているのではあれば、有効かもしれない。けれども治療法がないんだから。人間ドックに入って5㎜のガンが見つかりましたでは、それこそ災難だ（大笑）。投与される抗ガン剤なんかで、悪性化して大きくなっちゃう。放射線治療もそうですね」

■**真弓**：「いりません！」

■**近藤**：「受けません。有害無益です。人間ドックという概念があるのは日本だけというのは、そのとおりですよ」

■**岡田**：「自分から受けることはありえません」

■**鶴見**：「全部、マーケティングがある以上、（人間ドックも）あるに決まっている。今の医療体制って、マーケティングでしょ？（ようするに顧客開拓）治しちゃいけない体制をとっただけ。かんたんでしょ。薬剤というマーケティングがある限りは、治ったらいけない。けど生かしておかなけりゃ、いかん。（薬など）売れなきゃいかん。売れるために目先だけ治して、あと悪くすれば、また薬を買う。（拡大再生産！）すべてマーケティング。はやくいえば金儲け。薬剤産業の一環ですから、治らないようにする。『いつクスリ止められますか？』と聞いたら『一生飲みなさい』と、必ず言われる。そんなバカな話、どこにありますか。（それでも気が付かない患者は何でしょう？）バカなんですよ」

■**宗像**：「いきません。（だます方も、だまされる方も）同じ波長なんです」

（サプリなど健康管理に月10万円くらい投資しています。だから、病気になること考えられない」

質問5 ガイドライン作成医師と製薬会社の癒着は？

（メタボ健診、松澤元阪大教授には、8億円！）

■**安保**：「そりゃ、癒着は日常茶飯だ。同じ流れで医療も来ているからね。一般の人たちが目ざめなきゃだめだ。船瀬サンの本読めってことだ（笑）」

■**森下**：「癒着は、もう昔から絶対にあるでしょう。そりゃあ、バレたらだめですよ。下手《へた》くそだねぇ。そりゃ（笑）。完璧に今までは、ほとんど裏で全部やって来ているわけだから。でも、表面化することは、まあよいこと。メタボなんかもそうでしょう。ウラ探れば、ほじくり出せば、必ずそういう問題に突き当たるはず。ふだんも、ずっと今までの医学界の常道としてやってきたことですから」

■真弓：「だれが作成しようと、それはお金儲け（苦笑）。8億円もらった？　そんなの当たりまえ。彼らは65年間やってきている。メタボ健診などまだ軽いほうでしょ。ガイドラインは65年前からあります。終戦後からです。それで国民の総医療費がドンドン上がっている。国民は洗脳されている。だから、子どもの時から自分で考える習慣が大事」

■近藤：「高血圧（学会）だって、なんだって癒着してるでしょ。ないのがおかしい。メーカー、官僚、医者の三位一体で作っている。製薬会社の人はガイドラインに『こういう薬を使いなさい』と書き込んでもらいたいのだから……」

■岡田：「癒着と言っていいか、ちょっと微妙。発表してますから、裏金をもらったということではない。いまだ問題は中途半端。はっきりさせるべきです。日本も欧米も倫理的な問題を同じレベルで抱えている。根本を治さないと解決の糸口は見つからない。私は、たとえ合法であろうと、企業と研究者は寄付金の受け渡しをしてはいけない、と思う」

■鶴見：「医者とメーカーの癒着は抜きがたい。ぼくは30年前、ペーペーの医者やってた。内科に入って派遣病院に行かされた。呼吸器に入っていたのでやたらに肺炎、肺ガンの患者が多かった。そこで抗生剤Aを使えと指示され使っていた。すると、突然あるとき、ちがう抗生剤Bを使え、と医大のほうから指令がくる。今まで使ってたのが何が悪いかわからんけど、一瞬にして次の日から違う抗生剤になった。それは、完全に癒着以外の何ものでもない（だから力関係でガイドラインを支配する製薬メジャーもいる）」

質問6 『長生きしたければ、病院に行くな』『週刊現代』記事（22ページ参照）が話題になっていますが

■**安保**：「読んだ！　アレすごくいい」

■**森下**：「言ってることはまともだ。本当の世界の長寿者という人は、本当の自然の関係の中で生きている。今の現代医学、栄養学、薬物学というものとは、いっさい関係を持たずに130、140、150歳というのが存在してきたわけです。だから、これは現代医学というのは阻害因子になりますね。本当は、長生きするには、何が必要なのか、確実にまだ、よく判ってもいない。ましてや現代栄養学なんて『肉食え』という栄養学でしょ。だから、世界の長寿村というのは、コーカサスやウイグル地方にしても、人間がほとんど入っていけないような孤立した場所に100歳以上の長寿者は健在しておられる。近代病院なんて、もってのほか！　そんなのできたら周りはバーッと病人だらけになる。東京でもそう。どでかい病院がいくつもできてるけど、病院ができたら周りに患者がいっせいにあふれる」

■**真弓**：「私が35年間言っていることを、そのまま記事にした。けど、よく書いたと思う。『長生

きしたければ、病院に行くな』は、あたりまえです。ハッハッハ！」（痛快そうに笑う）

■**近藤：**「あれは、よく出来た企画。実によかった」

■**鶴見：**「ガンは手術すれば散らばすだけ、抗ガン剤やれば増ガン剤になる。放射線なんて論外。これは散らばすか、免疫落とす。腹膜にかかるとリンパ球（免疫力）が10％以上に上がらなくなる。ぼくの所に来る患者さんは、みんな腹に放射線浴びて、リンパ球常に10％ですよ。人間の免疫の70％は腸のバイエル板が生み出す。それは小腸の空腸部位にある。いま、腸がすべての免疫系の源です。そんなところにガン治療の放射線が引っ掛かっている。当然、免疫力が落ちるに決まっている。

放射線治療で子宮体ガンを〝焼く〟とか、子宮頸ガンを〝焼く〟とかいう。必ずリンパが焼け焦げちゃって、免疫落ちている。致命的な免疫低下です。それは、強烈な放射線のためですね。同様に、X線を当てる検診が増ガン作用を起こす可能性は十分あります」

●老衰死8割にガン！　イボ、おできの類？

質問7　ガン検診率50％を目指す厚労省はこれでガン死が減るというが？（現在20％）

■**安保：**「ガンは減らずに、増える。日本人はそれなりに賢いから、だんだん気づいて検診受ける人は減ってくると思う。**地獄に自分からノコノコ行くようなものだから**」

■**森下：**「ダメでしょう……ガン検診やったら。だって治療ができてないんだから。**受診率上げ**

たら死亡率、完全に増えますよ。殺人治療になってるんだから。そんな……だれが考えてるのか知らないけど、訳のわかってる人が（厚労省の）中にいない」

■**真弓**：「冗談じゃない。みんな（ガン利権が）バックについてるのわかるでしょ!!　リベートが政治家に入る。（それでガン死が減るとは！）これは65年間続いて来たことで、今、急に変わったのではない。**ガン検診は医療利権の市場開拓です**」

■**近藤**：「**ガンが増えてる原因は、ガン検診で〝発見してはいけない〟微細ガンまで、ほじくり返してるから。さらに高齢者にまで検診やるからです。**かつては40代、50代の働き盛りが対象だったのに、今は年寄りにまでやる。（80歳を超える父親がガン検診で急死したと涙の相談も……）だから検診が盛んになると日本人の寿命は短くなる。けっきょく見つけてはいけないガンを見つけ、やってはいけない治療をやっている。（ダブルパンチ？）そうだねぇ（苦笑）」

■**岡田**：「**状況証拠から、ぎゃくに死亡率は増える**と思っています。毒性の強い抗ガン剤などを含めて過剰な医療が、いっそう過剰になるから。ガンで亡くなる前に、医療のストレスや医療過誤などでも亡くなる。抗ガン剤だって『よく効いた』という話だけメディアに出てきます。けど、効かなかった人、やったために却《かえ》ってひどいことになった人が相当いる。そのことをうかがわせるデータは諸外国にたくさんあります」

■**鶴見**：「ハッハッハ、意味がない。予防しなかったら何の意味もない。原因をたださないんだから。すべて食べた物が、ガンになるか、ならないかを決める。それを見直さないで出てきたところだけ検診しても、**大本を乱すやつを取ってない**。(**厚労省は**)**食事の改善は言わないでしょ**」

■宗像：「**検診で治せないガンを見つけて、治らない治療をガンガンやっている。ガン死は増えると思います。**ガン検診の受診率が今の20%から50%に2・5倍増えれば、過剰なやってはいけない治療も増えるから。アメリカFDA(米食品医薬品局)は、製薬会社の出張所で、日本の厚労省はアメリカの支配下にある。だから厚労省に陳情してもムリですね」

●超早期発見の主、田崎博士の悲劇

質問8 「早期発見」「早期治療」について

■安保：「その言葉じたいを否定することは誰もできない。病気は軽いうちに治療したほうがいいからネ。だけど、けっきょく治療自体がまちがってるからダメなわけ。発見しても治療法がまちがってる。だから抗ガン剤や放射線とか。そもそも**ガンが悪くなるような治療が待ち構えているからダメ**」(発見したのがアダになる)

■森下：「これは、**故・田崎勇三先生がそうだった**。超早期発見ですよ。**それは歯肉ガン。針の先くらいの自分のガン細胞を顕微鏡で見つけた**。癌研(癌研究所)病院長にまでなられた人です。大物です。この方が昭和31～32年頃、旗を振って『早期発見』『早期治療』を言い出した。これに政府がかなりカネを注《つ》ぎ込んだ。彼は全国を遊説して歩かれた。毎日、毎日……講演ばっかりで飛んで回った。亡くなられたのが昭和38年5月ごろ。その半年くらい前に歯肉ガンを、本当に針の先くらいのを『なんか異常な感覚があるから』と調べさせた。組織標本を作って診たら、その中にガン細胞が、何個か見つかった。ふつうだったら、絶対にこんな早目に発見されるということはない。

癌研の総大将だったから早期発見できた。それで、急いで『ガン細胞を死滅させよう』と放射線コバルトの針を入れたのです。針を歯肉に打ちこんでガンを全滅させようとした」

●コバルトとステーキでガン猛増殖

■森下：「そして、栄養をつけないと『自然治癒力は高まらない』と思った。その発想はよかった。だけども、やった方法論が現代栄養学。朝からステーキばっかり食べた（苦笑）。**コバルトの針を打って、朝からステーキやすき焼きを食べるなんて――。だから、あれよあれよ……という間に歯肉ガンは、驚くべき増殖を遂げた。**田崎先生の顔が変形しちゃった。それで手術したり大騒ぎをして、もう手がつけられなくなり、半年くらいで亡くなった（ほっときゃよかったのに……）。だから、それが決定的な〝いい例〟です。『早期発見』『早期治療』なんて言ってる厚労省のアホな連中は知らないんです。教えてやったほうがいい。**『超早期発見』『超早期治療』……『超早期死亡』になったわけです。**

ぼくは当時、肉食反対の自然食運動を始めていましたから。その時、田崎先生がパッと登場されて大人気を博した。飛行機で全国を飛び回り講演して歩かれた。われわれの講演では１００～

200人の聴衆なのに、先生の講演には1000人、2000人と集まられて『さすがにエエなぁ』と羨ましかったものです。この物凄い悲劇を活かして後世に伝えなければならない——という教訓です」

■**真弓**：「早期発見、早期治療などいりません！　あらゆる場面で必要ない。判断するのは、あくまで自分ですから。自分で早期発見するのはいい。けれど医者が検査数値に基づいて早期発見と言ってるのはおかしい」。真弓先生は手厳しい。それで、ガン検診を増やすほどガンが急増している。「ガンだけではありません。**すべての病気が増えている。国家の総額医療費は1955年の145倍に激増！**　この年、私は医者になった。当時人口は8000万ですから、人口は1・5倍増なのに医療費は145倍になった。激増のバックに検診等がある。けっきょく医療マフィアです。根本的には教育の問題。自分で考えることが今日、教えられず活かされていない」

■**近藤**：「**馬鹿げてる。〝早期発見、早期殺害〟に近い**（苦笑）。**イスラエルで病院がストをしたら全国の死者が半減したでしょ。これはありえる。**（病院で危険で余計な治療をやっている）けっきょく『長生きしたかったら、病院にいくな』という結論になる。なのに、症状がなくても行くんだからね……」

■**岡田**：「早期治療が〝有効〟である——というエビデンスがまだない。だから、結果的に早期発見もエビデンス（証拠）がないことになります。無駄だとか、駄目だとはいいませんが、学術的に正確に言えば、〝有効〟の証拠は、今のところほとんどない。よって、この**政府キャンペー**

ンが〝有効〟である、ということも証明されてない。『されてない』ことを国がなんで音頭をとり、旗を振ってやるのか？　ぼくにはとても理解できない」

■鶴見：「意味がない。あら探しで、本当にそれがガンかどうかわからない。ガン臭いから切ろう、というわけでしょう。切ってみてガンでなくても、〝ガン〟ということになるんでしょう。手術という猛烈なストレスで、どれだけ酵素が失われるか！　寿命をまず大幅に縮めます。そういうことを、まず根本的に、みんな知らない。**抗ガン剤なんて、アレ活性酸素そのもの。ホルムアルデヒドの強いやつ。だからバイ菌殺すけど、そのかわり恐ろしい。活性酸素でできたガンにたいして活性酸素で治そうとしている。こんな意味のない話はない。だから永久に治らない。**しかも、ぜったい言えることは、深い所へガンは逃げて行く。小さくなったといっても、あれは逃げた所を摑まえてない。（奥のほうに隠れた！）完全に判ってきたのは最近なんです。ガンは逃げるんです。だから『4週間』でガンがいなくなったことを『完全寛解』（CR：コンプリート・レスポンス）という。だけど、8週間で3倍に膨れあがって、ひどい目になって死んでいっても、『抗ガン剤は、よく効いた』というお墨付きは得られる。ペテンもペテン……大ペテンです。だから酷《ひど》いもんですよ」

■宗像：「意味ないと思う。逆にガンが増える可能性がある。早期発見、早期治療でガンが治ったのは、その人の免疫力で治ったと思う」

質問9　そもそもガンとは何でしょう？

■安保：「ガンは一億年前の（酸素不要の）原始の解糖系生命体に先祖帰りしたものです」

■森下：「わかりやすく言えば〝できそこない細胞〟でしょう。（ガンも十人十色？）少しずつ特徴があります。うちにもガンの患者さん大勢おられるけど、できるだけワンパターンで診ないようにしている。個性があります。もちろん、ほっといても全然、変化しないのもある。うちの患者さんが、半年後に、ある大学病院に行ったら、肺のガンの大きさが全然変わってませんね、と言われた。それは、おかしい。ガン細胞はいつも1つが2つに分かれ、2つが4つ……と絶え間なく分裂し増殖を続ける細胞……ということになっているのに『6か月間、変化がなかったのは変だ』と言われなかったんですか、とぼくは言った。しかし、医者は何も言わず首をひねるだけ。もう、そこで『ガンの定義』が、壊れてしまっているわけ。いわゆるウィルヒョウの無限増殖論の崩壊です」（284ページ参照）。

■真弓：「ガンなんてのは正常の細胞でしょ?、私は80歳だけどいっぱいある。だから、何にも怖がる必要なんてない。ガンを増やさないような形で生きていけばよい。NK（ナチュラルキラー）細胞等が働いてくれる。（抗ガン剤や放射線などで）ガンを〝殺そう〟〝殺そう〟とするからNK細胞が、それ以上に減っていくわけです」

■近藤：「質《たち》の悪いガンと、良性（ガンもどき）がある。顔つき、人相が同じなので、みんなガンにされ〝治療〟されている」。

■**岡田**：「今、ガン、イコール死ですよね。私はちょっと違うと思う。ガンは多様で複雑な物であるにもかかわらず、まだ研究が十分になされていない。『ガンは死ぬ』と世間が決め付け過ぎている、というのが私の印象。ちがう側面がたくさんある、と思う。老衰で亡くなった老人の約8割にガンがあった、という話ですが、私も『ガンはあるのがあたりまえ』と思います。実験でも同じことを聞きます。『動物でガンを作ったけどいくら待っても大きくならないんですよね』って（笑い）。『**ガン・即・死**』**は完全にまちがいです。検診をやればやるほど、放っておいていいガンが、いっぱい見つかってドンドン過剰な医療をしていく**。そこにちょっとブレーキをかけないといけない」

■**鶴見**：「一言でいえば〝腐敗〟です。ミカン箱にミカン入れて一個が腐敗すると、横に伝染していく。一種の細胞崩壊です。人間はなんでもペアで出来ている。ガン遺伝子とガン抑制遺伝子は、かならずペアです。アクセルとブレーキです。そのブレーキを壊すのが活性酸素です。アクセルだけ残り、猛烈に増殖します。だからそこが腐ってくる。それが活性酸素です。それが、周りを腐らせる。腐敗の伝染です。現代のガン治療は狂気の沙汰。正しくはこの活性酸素を強烈に取り去ればいい。ぼくのクリニックでは完成しています」

■**宗像**：「安保理論のように、解糖系生命体に先祖帰りして原始生命体に戻ったんでしょう。それは、昔は海の中に浮いてたから低体温の34～35℃でしか生きられない」

質問10　健康に生きるアドバイスは？

■安保：「やっぱり人生7割主義じゃないの。目いっぱいやると危険だからネ。3割、遊びを持ちなさい。交感神経、緊張ばかりしちゃだめ。船瀬さんも、がんばるけど、なんか笑い飛ばすゆとりがあるもん（大笑）」

■森下：「一言でいえば、大自然に生きる。自然の教えどおりに素直に生きる。人間、いまの文明社会の中に、埋没したら、ドンドン寿命は殺《そ》がれていく。自然な食べ物を食べ、自然な心をもつ。そして自然にからだを動かす。文明を見直すときですね」

■真弓：「自分でものを考えること。自分に近い考えの友達と趣味を持つ。楽しく生きるには友達と趣味はぜったい必要です。大きな情報に振り回されない。私は自分の体調管理は何もしていません。私が子どもの頃、80年前のような生活をズーッと続けている。人から左右されない。医者からも、政治家からも左右されない」

■近藤：「まあ、症状が出たら検査を受けなさい、ということかな」

■岡田：「日本人のクスリ、医者、病院、検査の〝四大信仰〟は、明らかに過剰です。自分で生きようとする気力、意志を高める生き方が大事です。昔、印象で言ってきたことが、**現在ではエビデンス（証拠）で証明されています。気力とか自然治癒力などもエビデンスを根拠に言えるようになってきました。近代医療は根本からみなおすべき。すると、医療費など大幅に減らせます。**それよりメディアにもう少し騒いで欲しい。ただ、現代医療を根本から見直す時代が来たようですね」

■**鶴見**：「**〝生《なま》〟です。生野菜。または生野菜・フルーツジュース。〝生《なま》〟が足りない。酵素が足りないからガンになる。**ガンの理由はいっぱいありますが、一言でいえばそうです。95年から2000年まで、ヨーロッパで承認された12種類の抗ガン剤がある。新薬として、いまいちばん、はなばなしく使われている。しかし。イタリアのガン研究者がこの12種類を臨床検査などで調べたら、⑴生存率。⑵QOL（生活の質）、⑶安全性も、昔の抗ガン剤とくらべて、優れているものは一つもなかった。それにもかかわらずガン専門医は、『最近の抗ガン剤はすぐれているね。よく効くし。副作用は少ないし、安全だね……』というわけです。とんでもない！　かれらは嘘《うそ》を言っている。かれらと話していると寒気がしてくる。『食べ物はなんの関係もない』といまだ、言い張っている。メチャメチャです。わたしの『癌では死なない』（ワニブックス）『真実のガン治しの秘策』（中央アート出版社）を読んでください」

第9章　病気にならない生き方のすすめ

「食うな」「動くな」「寝てろ」で体調回復

●野生動物たちの智慧を見習おう

わたし自身は、検査は受けない。クスリは飲まない。病院には行かない。そう、決めている。具合が悪ければ、自分で治す。どうして、治すのか？

かんたんである。**野生動物を見習う。かれらは、病気になったり、怪我をしたときは、巣穴にこもり、何も食べずに、静かに休む。何も食べなければ、生体の治癒力、免疫力、排毒力は飛躍的にはねあがる。**だから、わたしは体調の優れない時は、まったく食べない。そして、静かに横になって休む。ただ、それだけ。すると、自分でも驚くほど、急速に体調は回復する。

「食うな」「動くな」「寝てろ」。これが、具合が悪いときの、わたしの健康回復法である。

食物を消化吸収するエネルギーは、我々が想像する以上に生体に大きな負荷をかけている。三度の食事を消化吸収するエネルギーは、フルマラソンを走破するエネルギーに匹敵するといわれる。それだけの負担から生体を解放することで、生命エネルギーはすべて治癒エネルギーに向けられるのだ。野生動物は、それを本能で熟知している。

知らぬは〝万物の霊長〟の人間ばかりなり。

●病院食は自然治癒力を損なう

現代の病院では「食べないと栄養失調になる」と食欲のない病人に無理やり食べさせようとする。それは、自然治癒力を損ない、病状を悪化させるばかりなのに、その真実にまったく気づいていない。

現代の病院は「食べさせてはいけない」病人に、無理やり食わせる。おまけに、体験者はおわかりのように病院食は、お粗末きわまりない。動物たんぱくや動物脂肪、砂糖など、病人に与えると病状悪化させる食物を「栄養価が高い」とサッカクして、入院患者に強制的に与えている。現在の病院は、栄養学からして、根本から狂っているのだ。（拙著、『アメリカ食は早死にする』花伝社、参照）

口から食べられなくなった病人にはどうするか？　なんと現代医療の現場では、〝親切に〟胃に穴を開けてそこに流動食を流し込むのだ。

「患者は死ぬ苦しみだよ」

安保教授は首を振る。自然治癒力は、働きようがない、どころか患者は地獄の責め苦を味わうことになる。

根本を誤った医療の現場は、まさに患者にとっては地獄そのものでしかない。

●食漬け、薬漬け、検査漬けの恐怖

〝給食責め〟だけではない。同時に、馬に食わせるほどの薬漬けが患者を苦しめる。もはや、いうまでもないことだが、あらゆる薬は〝毒〟である。だから、その〝毒〟に対して、体中の臓器や組織が悲鳴をあげて反応する。これが副作用群である。すると、その各々の副作用〝症状〟に対して、さらに対症療法の薬剤を投与する。すると、また新たな副作用が……と、底無しエンドレスの薬漬け地獄は続く。

検査漬けも、似たようなものだ。検査で何か〝異常値〟が発見される。すると、その〝異常〟を詳しく調べるために、さらに新しい検査を行う。すると、また新たな〝異常値〟が……。その異常に対して、さらに別の検査を実施……とエンドレスの検査地獄が続く。

いずれも病院にエンドレスの利益が転がり込む。いっぽう病人にはエンドレスの苦しみと恐怖感が続く。おまけに「クスリ代」「検査代」の名目で、果てしなくカネをむしりとられる。

このように、**何も知らずに病院に行くと〝食漬け〟〝薬漬け〟〝検査漬け〟の三重苦があなたを待ちかまえているのだ。**

からだは、ほっておいても自然治癒力で治っていく

●命の振り子は常に元に戻っていく

「病気」とは、体が正常にもどろうとする「現《あらわ》れ」である。

生体には、常に正常にもどろうとする働きが備わっている。それはホメオスタシス（恒常性維持機能《こうじょうせいいじきのう》）と呼ばれ、単細胞動物から高等動物まで生まれつき備わっている。この生体を正常にもどそうとする「力」が自然治癒力である。生命はほっておけば、いやでも正常にもどっていく。「身体は治りたがっている」のだ。

「人間は生まれながらに100人の名医を持つ」と喝破《かっぱ》したのは医聖ヒポクラテス（前出）「100人の名医」とは、いうまでもなく自然治癒力のことである。医聖は、医者が行うべきは「100人の名医」の手助けにすぎない、と戒めている。

つまり医者は自然治癒力の手助けに徹せよ——と訓戒しているのだ。

わたしは『クスリは飲んではいけない!?』（徳間書店）で、これらの働きを振り子にたとえた。これは「命の振り子」である。振り子を垂直の正常な位置に止《とど》めようとする「引力」が、自然治癒力に相当する（図6）。

わたしが敬愛する沖ヨガの創始者、沖正弘《おきまさひろ》導師は「病気とは体が正常に戻ろうとしていること

の証しだから、感謝しなければならない」と諭《さと》された。

生体の状態は、いろんな要素で偏《かたよ》ることがある（図６Ｂ）。

しかし、引力（自然治癒力）に引かれて、正常な位置に落ち着く。この引力（自然治癒力）に引かれて振り子がもとに戻ろうとするとき、さまざまな症状が現れる。

風邪を例にひけば、熱が出るのは、熱でウイルス、バクテリアなど病原体を殺すためである。

また、体温が上がるのは免疫力を上げるためでもある。咳、くしゃみ、鼻水、下痢などは病原体や毒を体外に排泄するため。いずれの症状も病気を治そうとするはたらきだ。

だから「**症状とは治癒反応**」**なのであり、**「**治癒反応は止めてはいけない**」**（安保教授）**。

●クスリは治癒反応を止め慢性化させる

19世紀初頭の欧州には、５つの医学流派が共存共栄していた。
それは――
①**ナチュロパシー（自然療法）**：食事療法に代表される。自然な状態で治癒力を高める。
②**オステオパシー（整体療法）**：体の歪みを正す。脊椎矯正《せきついきょうせい》。鍼灸《しんきゅう》。指圧。マッサージ等。
③**サイコパシー（心理療法）**：心を癒して体を治す。瞑想《めいそう》療法。カウンセリングなど。
④**ホメオパシー（同種療法）**：ホメオスタシスを強める。東洋でいう漢方療法に似ている。

図6　薬物治療のワナ………「自然治癒力」を無視し病気を慢性化し薬物依存に

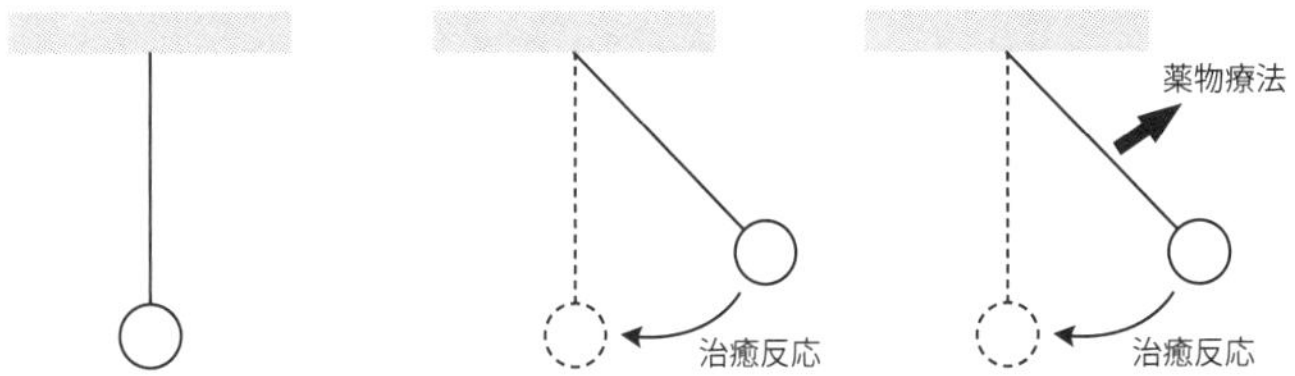

A：生体は振り子のように恒常性を保とうとする（ホメオスタシス：生体恒常性維持）

B：病気は偏った生体が正常に戻ろうとする現象〈治癒反応〉（正常に戻す力が自然治癒力）

C：薬物療法（アロパシー）は自然治癒力に逆らう（“逆症療法”で病気を固定し慢性化させる）

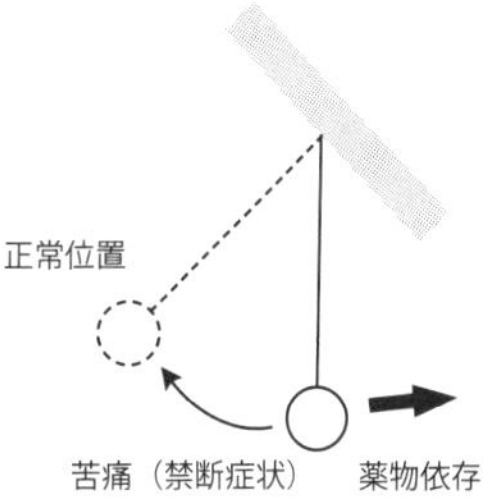

D：薬物依存と禁断症状

薬物常用で、身体は薬物による固定状態（中央）をホメオスタシス（生理均衡）と錯覚する。一方、本来の生理現象は、薬が切れると正常位置（左上）に振り子を戻そうとする。しかし、錯覚した身体は、それを“異常”と感知し種々の苦痛（禁断症状）が襲う。よって患者は薬物依存で“正常”（中央）に戻そうとするのだ。

（著者作図）

⑤アロパシー（薬物療法）：薬物の〝毒〟に対する生体反応で症状を抑える。対症療法。

これら5つの中で①から④までは、自然治癒力を強める方法で作用する。

しかし、⑤アロパシー（**薬物療法**）**だけは症状を、治ろうとする方向の逆向きにおし止**《とど》**めようとする。だから別名「逆症療法」と呼ばれる**（図6C）。

なるほど、薬物の〝毒〟作用で、症状（治癒反応）は消えたが、振り子は傾いだままだ。つまり、病気は回復せずに固定されてしまった。こうして急性疾患は、慢性疾患となる。それを医師も患者も〝治った〟と思い込んだところに薬物療法の根本的な過ちがある。現代医学の源、ドイツ近代医学は、戦場の医学でもあった。つまりは〝野戦病院の医学〟なのだ。そこでは消毒医学、麻酔医学、外科医学などが発達した。いずれも、薬物や手術による救命医療である。だから、**現代医療は救急医療には優れている。しかし、慢性医療には、まったく無力なのだ。**つまり、患者の1割の救命医療は得意だが、9割の慢性病にはお手上げだ。なのに、〝治せる〟と錯覚して医師も患者も今日にいたる。

●⑴副作用、⑵薬物耐性、⑶薬物依存の3悪

薬物療法の欠陥は、急性病を慢性病にしてしまうことだけではない。

製薬メーカーが医薬品の「効能」をうたうのは「主作用」である。

もはや常識だが、あらゆるクスリは生体にとって毒物である。〝毒〟が体内に入れば、それに

対して、あらゆる臓器、器官、組織が生体反応する。製薬メーカーは、かれらの望む都合のいい「反応」に着目して「効能」としてうたうのだ。たとえば。ある薬剤（毒）を投与したら、血圧が下がるという反応が観察された。それは、毒物に対する生体の防衛反応なのに、メーカーは、それを高血圧症に適用する「降圧剤」として開発・販売することを考えるのだ。しかし、残りの器官、組織もその毒に反応する。〝かれら〟は、これを⑴「副作用」と呼ぶ。身体のあらゆる臓器がなんらかの反応をするので、副作用症状も多くなる。しかし、メーカーは、これらは消費者、患者に知られたくない。だから、これまで企業秘密で隠蔽《いんぺい》してきた。しかし、薬害多発事件などの世相を受け、世界の常識に照らして、これら副作用の情報公開が求められるようになってきた。それが「医薬品添付文書」である。

さて、**副作用以外にもクスリには、困った側面がある。それが⑵薬物耐性と⑶薬物依存である。**生体は薬物投与を続けているうちに耐性を獲得して効きにくくなる。よって、増量したり、より強い薬に変える必要が出てくる。メーカーは儲かるが、患者への〝毒〟によるダメージは強まる。さらに、恐怖は薬物依存だ。いわゆる薬物中毒である。中毒者をジャンキーと呼ぶ。そのメカニズムを図14下に示した。**薬物の逆症療法で固定された振り子を、身体が〝正常〟とサッカクして、生命活動が営まれることから悲劇が始まる。**

クスリは肝臓で解毒され、代謝、解毒されると〝づっかい棒〟が消え失せ、振り子は、本来の正常位置（左上）に移動しようとする。しかし、中毒状態の身体は、それを〝異常〟と誤認して、身体は異様な苦悶に襲われるのだ。しかし、クスリを服用すると振り子は虚の〝正常位置〟に戻り不思議なほどにスッキリ、苦しみは治まる。これが覚せい剤や麻薬中毒から普通の薬物中毒に共通するメカニズムである（『クスリは飲んではいけない!?』参照）。

医者がストしたら死亡率が半減した！（イスラエル）

●国家権力、石油化学と〝悪魔の契り〟

⑤薬物療法は国家権力が石油化学と〝悪魔の契《ちぎ》り〟を結び、伝統医療の①から④の医学流派を、徹底弾圧、排斥《はいせき》した。こうして、薬物療法は、現代医学の中枢を独占支配した。そこには目の眩《くら》む利権の巨大な山塊が存在した。

抗ガン剤の凄まじい利権を見れば、一目瞭然だ。タダ同然というより無価値の猛毒物が、〝抗ガン剤〟と「医薬品」ラベルをペロリと貼っただけで注射器1本700万円という驚倒する〝ダイヤ〟に変身する！　その猛毒で日本では年に27万人ものガン患者が〝毒殺〟されている。しかし、〝かれら〟は国家権力、医学界、マスコミと結託して国民を洗脳しているので無辜なる庶民大衆は、死ぬまで（殺されるまで）、その恐怖の現実には気付かない。遺族も患者はガンで死んだと思い込んでいる。ガン治療の犠牲になったなど、爪の先ほども思わない。

『医者が患者をだますとき』（前出）の著者、メンデルソン博士は「現代医学は『死のための医学』

である」と断言する。それは「一種の〝現代医学教〟という宗教であり、その神は〝死神〟である」と断定している。

その証拠をあげる。

●9割の医療をやめれば人々は健康に

「1973年、イスラエルで医師のストライキが決行され、診察する患者の数が1日6万5000人から、7000人に減らされた。ストは1か月間続いたが、エルサレム埋葬協会によると、**イスラエルでの『ストの期間中の死亡率が半減した』**という。イスラエルで、これほど死者が激減したのは、20年前にやはり医者がストをしたとき以来だったという」

そこで、メンデルソン医師は皮肉ではなく、本気で次のように提言する。

「……かねてから私は『**医者は永遠にストを続ける必要がある**』と主張してきた。**医者が医療行為の9割をやめて、救急医療にだけ取り組めば、人々の健康状態はまちがいなく改善される**……」

からだの声に耳を、かたむけてみましょう

●誤診率99％、それでも行くか？

——以上の事実を知ったあなた。それでも、ノコノコ病院に検査の〝おねがい〟に行きますか？

１００％「異常」と診断した〝患者〟を、再度、検査したら99％が「正常」になった、というアメリカの報告がある。ただ笑うしかない。「異常」が誤診なのか、または「正常」が誤診なのか。

このさいどうでもいい。このばあいの**誤診率99％であることが驚愕《きょうがく》的なのだ。**

それでも「検診に行く」というなら、わたしは、あなたの脳の構造を疑うしかない。

（どうぞ、ご自由に、お気をつけて……）

わたしは、読者のかたに、こう提案したい。

自分の体調は、自分自身で、判断しよう！

わたしは、死ぬまで検査は受けない。病院には行かない。クスリは飲まない。そう、決めている。ただし、例外もあるだろう。わたしは現代医学で救急救命医療だけは、高く評価している。だから、交通事故とかに遭遇したばあい、救急病院に搬送されることは、拒まない。そこでの治療は、

喜んで受けよう。

しかし、それ以外の慢性疾患などで、検査を受けることも、病院に行くこともいっさいない。

それでいて、わたしはいたって健康だ。60歳になったが体力は20〜30歳台だと確信している。たとえば、腕相撲したら10人中8〜9人には勝てるのではないか。

●目覚めが爽快ならあなたは健康

わたしの健康の定義は、いたってかんたん。朝。目覚めがよくて、気分がスカッと爽快なら健康である。さらに、もう一つ。夢をまったくみないで熟睡できたら、体調は万全であるといえる。

夢を見ても、楽しい夢ならまずOK。注意すべきは、嫌な夢である。

夢で不愉快な思いをしたり、嫌な人と出会ったりしたら、どこか心の奥にストレスがたまっている。それを、反省してみよう。なにか、わだかまりを抱えていることに気づいたら、明るく解決することを率先する。

もっとも注意すべきは、悪夢である。怪物や悪者に追いかけられたりする夢は、心身の中に何か悪いものが入った可能性がある。変なものを食べていないか？　悪いストレスを感じていないか？　悩みごとがないか？　チェックしてみよう。

ああ、あれか！　と気づくだけで、気分はスッと楽になるずだ。

このように夢は無意識に、体調の異常に警告を出してくれる。だから、一種のアラーム装置な

のです。夢占いも、馬鹿にはできない。

大自然の真理にしたがって生きる

●免疫力は「たべない」ことで増強する

さらに、体調はからだが重いか、軽いか、でもわかる。

駅の階段を2段、3段おきにでもピョンピョン走って上りたくなったら、いたって快調。ぎゃくに足が重いと感じたら、疲れが溜まっている。まず、やるべきは十分な休養をとる、ということ。スタミナ・ドリンクを引っ掛けてガンバルなどは愚の骨頂。**休息こそは、からだにとって最上のクスリなのです。**

そのときに必要なのは、先述のように食べない、動かない、寝ている……こと。体力が落ちたらモリモリ食べる。これは愚の骨頂。

「食べない」で「休息する」と、そのエネルギーが、すべて「治癒力」「排毒力」に向けられる。たとえば自然治癒力の一つ、免疫力は「食べない」ことで急速に増強する。

この真理を知っているのは、野生動物たちだ。だから、野生動物たちにはガンも糖尿病も高血圧も心臓病もウツもない。ふりかえって**人間サマを見ると、まさに、これほど病気をする〝動物〟は地球上にいない。**この生き物は、体調が少しでも悪いと、慌てて病院に駆け込み、検査漬け、薬漬け、手術漬けを施されてありがたがる。これらに生命、健康を殺《そ》ぐ恐ろしい副作用があることなど、トンと気づかぬ。クスリ、病院、医者、検査の四大信仰に、完全に洗脳され、マインドコントロールされているからだ。

野生動物と現代人——どちらが、大自然の叡智にしたがっているか？

それは、もはや、いうまでもない。

●便の匂いと量が最高の「目安」

鶴見医師（前出）は、「便」こそ日々の健康の「便り」という。

「検診イコールすべて悪いわけではないが、『目安』というものを持っていたら検診しなくていい——というのが僕の考え。『目安』の出発点は全部、腸からです。免疫細胞など免疫の70％以上は腸から生じる。ならば、その判定材料はただ一つ。糞便の量と臭い。もう、かんたんです。『快食』『快眠』『快便』は正しかった。自分で見て、顔を近付けても臭くない。そういう便を出していたら、ぜったいに検査なんか、する必要はない。あと量はぜったいに多めがいい！　変なことを言ってるのがいる。量は何グラムぐらい。多すぎても少なすぎてもいけない……その理由は、栄養素が便に流れて吸収されない、なんてバカなこと言ってる（苦笑）。便は健康状態の90％以上を教えてくれています。日々のお通じが、命のお通じです」

「食べない工夫を」「空腹を楽しめ」(ヨガの教え)

●健康とはすぐ具合悪くなりすぐ戻る

野生の動物たちは大自然の法則にしたがって生きている。その生き方を学ぶのがヨガである。わたしのヨガの導師、沖正弘先生は喝破《かっぱ》した。

「食べる工夫でなく、食べない工夫をしろ!」。さらに「空腹を楽しめ」と続く。「ほんとうの健康体とは、腹が減れば減るほど快調になる。それが、真の健康体だ」。さらに「もっとも不健康なやつらは、病気になろうとしても、なれねえやつらだ」

ベランメェ調ながら、生命の本質をうがっている。なぜなら、**病気とは生命が正常な状態に戻ろうとする〝現れ〟だからだ。病気(治癒)反応が現れない人は、治癒力が落ちている。まさに不健康のきわみなのだ。**

「……病めないことが、もっとも心配すべき状態なのである。何を食べても腹をこわさないし、どんなに邪食をしても、できものもできない、という状態は、もっとも不健康な状態であり、病気をする能力を失調してしまった心配すべき体質なのである」(『ヨガ総合健康法(上)』地産出版)

そして、沖先生は、こう断言された。「**すぐ具合が悪くなって、すぐ元に戻る。これが真の健**

康体である」。まさに、目からウロコとはこのことだ。

●「少食長寿」腹6分が理想的

昔から「腹8分に医者いらず」というが、それでも食べ過ぎのようだ。

「ネズミにカロリーを6割に制限したエサを与えたら、腹いっぱい10割食べたネズミの2倍以上生きた」という実験結果が、南フロリダ大学やコーネル大学など、多くの研究機関で続出している。「長寿の秘訣はカロリー制限」。これは「抗齢学」（アンチ・エイジング）の第一原則として完全に確立している。

すなわち、腹いっぱい食べることが、すでに反自然なのだ。その約半分がじつは「適正カロリー」であった。

古来、東洋では「少食長寿」の教えが伝承されている。それは、最新の「抗齢学」研究の多くの動物実験で、立証されたのだ。「食べる工夫でなく、食べない工夫」という古代からのヨガの教えは正しかったのだ。

●「長息長命《ちょうそくちょうめい》」呼吸をゆっくり数える

もう、一つ。沖先生は呼吸の大切さを強調された。

腹式呼吸で深く、長く、吐く。これが鉄則である。生体の老化の原因は、活性酸素である。老化とは、からだが酸化していくことなのだ。だから、体内にとりいれる酸素を必要最小限にする。それが、長息法の基本である。深く長く息を吐けば、指先がポカポカしてくる。末梢血管が開き、血行が促進されているのだ。

ヨガでは、一生のあいだに食べる量は決まっている、と説く。同様に、一生のあいだの呼吸回数も決まっている、という。なるほど、ハツカネズミなど小動物は呼吸がせわしい。そして、寿命も短い。これに対して、巨体の動物の呼吸はゆったりとしている。自然界でもっとも長寿といわれるゾウガメの呼吸は数分間に1回というほど、ゆっくりとしたものだ。「長息長命」もまた生命の真理であろう。

東洋では、呼吸法の秘伝として「数息観《すうそくかん》」が伝承されている。これは、自分の吐く息をゆっくり心の中で数える方法。数を数えることで意識は集中し、雑念を払うことができる。だれでも、どこでもできる健康法としておすすめする。

わたしは若い頃より「数息観」を実践しているうちに、安静時の呼吸回数が1分間に1回になってしまった。驚くにはあたらない。ヨガ行者など数分間に1度などザラである。

おおいに笑い、おおいに感謝する、生き方

●正しい生き方は「笑い」と「感謝」

「病気」とは「気」が「病む」と書く。

病気をしない生き方には、心のありかたも大切だ。

「おおいに笑い、おおいに感謝しなさい」。これは、若き頃の沖先生が、軍部の密命を帯びた諜報員として中央アジアに潜伏していて、捕らえられ地下牢に入れられたときに出会った不思議な老人の口から出た言葉だ。それが「正しい生き方だ」という。

なんという心の奥にしみいる言葉だろう。そして「宇宙そのものが神である。君は生きているのではない。生かされているのだ」と諭《さと》した。この老人は「避けられぬ運命なら、処刑もまた楽しい」と静かにほほ笑み沖青年を驚愕させた。その老人の正体は、イラン宗教界の最高指導者アル・ホセイニー師であることが、後に判明する。

この出会いが沖先生をヨガの道へと進ませたのだ。

「笑い」と「感謝」――これこそが、病気にならない生き方の神髄である。

●NK細胞が6倍！　最高の〝抗ガン剤〟

わたしは『笑いの免疫学』（花伝社）をまとめて、あらためて「笑い」のもつ、底知れぬパワーに感動した。たとえば、おおいに笑うとNK細胞が6倍にも増えることが証明されている。NK細胞は、いうまでなくガンと闘う免疫細胞。つまり、笑いはガンと闘う力を6倍にする。このようなクスリは、他には地球上に存在しない。

つまり、笑いこそが、宇宙で最高の〝抗ガン剤〟だったのだ。拍子抜けして、文字通り「笑ってしまう」真理ではないか。

さらに、笑うと血圧、脈拍、血糖値ですら正常になっていく。ストレス数値も正常化するし、脳の血流は2割も増える。笑うと頭の回転もよくなり、記憶力も向上する。アトピー治療では、「笑った」患者は9割治り、「笑わない」患者は1割しか治らなかった。

さらにリウマチ患者も、もっとも高価なリウマチ薬より、笑ったほうが症状は改善したという。高いクスリに金を払うのはばかばかしい。本質は〝毒〟なので、効かなくても、副作用だけはてんこ盛りだ。それに対して**笑いには副作用はまったくない。ただ、笑えばいいのだから、お金もかからぬ。まわりも愉快になるので友達の輪も広がる。まさに、いいことずくめ。**

●「笑い」が生命に奇跡を引起こす

わたしの講演会は、常に大爆笑の渦になる。べつに、笑わせようと意識しているわけではない。

図7 「ありがとう」で快適に、「嫌だ」で不快になる

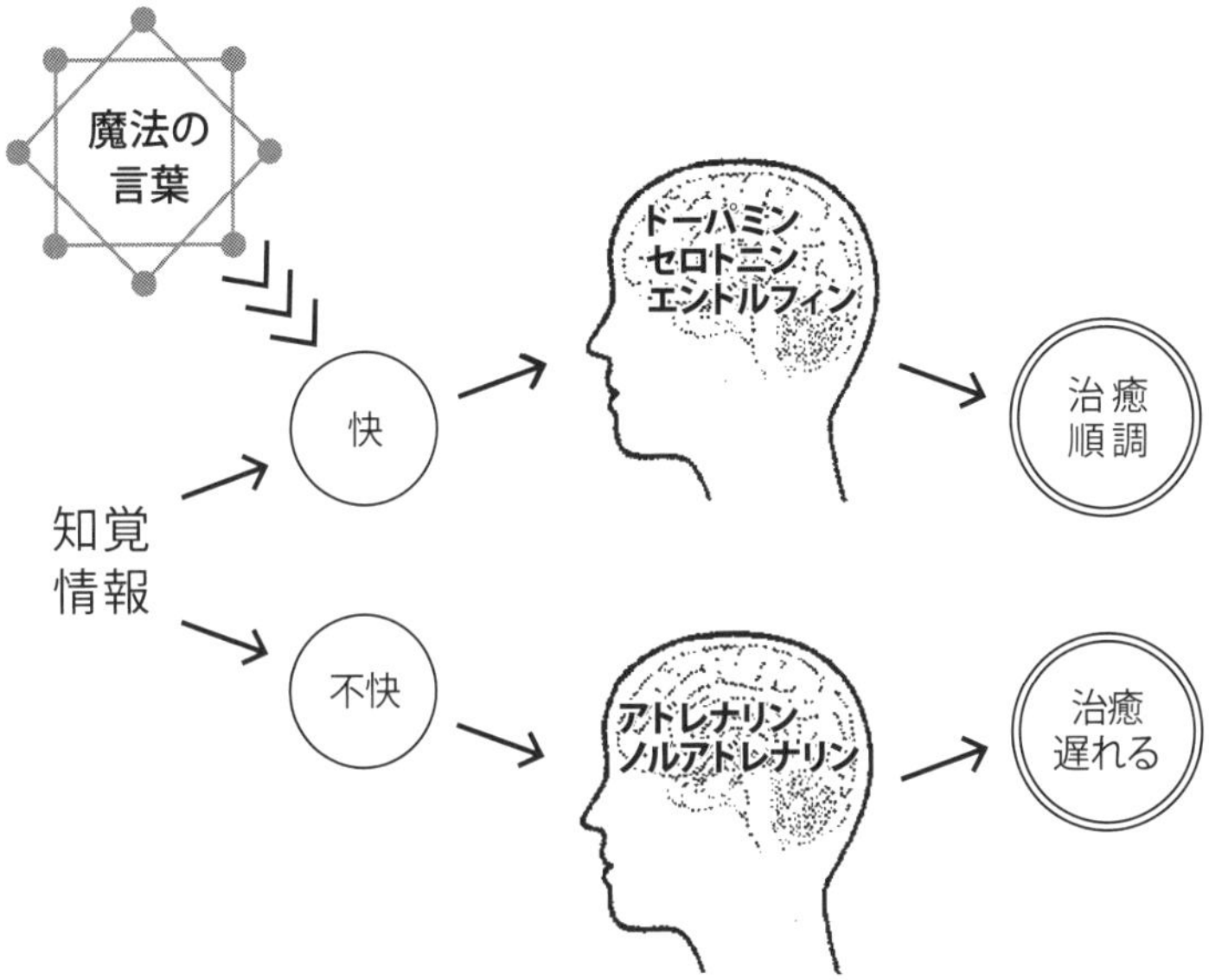

「気分」がいい……生理的に証明される

気が人体に与える効果

	筋肉	筋力	呼吸	血流	痛み	脳波
気⇧	柔	増強	楽	⇧	⇩	$\alpha-\theta$
気⇩	硬	減弱	詰まる	⇩	⇧	β

気が高まったときは筋肉が柔らかく、筋力も強くなる。
気が減弱したときは筋肉は硬くなり、筋力も弱くなる。

出典：『運命が変わる　未来を変える』（五日市剛・矢山利彦著、ビジネス社）

しかし、南方系の楽天的な性格が、どうも笑いを誘うようだ。苦虫をかみつぶしたような人が側にいると、周りも滅入る。ユーモアやジョークで、笑いの輪を広げるひとの周りに、ひとびとは集まってくる。1人が笑うと、つられ笑いで広がっていく。

「笑いグセ」「笑わせグセ」は、あなたの健康にもおおいにプラスとなる。

わたしは『笑いの免疫学』（前出）でこう唱えた。「奇跡のパワー、ガンも糖尿病もアトピーも消えていく。21世紀医療の中心は『笑いの医療』だ」「世界が驚愕！『笑い』は人類に備わった究極の防御システム」「腹の底からの『笑い』こそが、あなたの生命に奇跡をひきおこす」

これらは、オーバーな表現ではなく、すべて証明されていることなのです。

●「ありがとう」で快感ホルモンが出る

「感謝する心」も病気を劇的に回復させる。

嘘のような話であるが、本当である。「ありがとう」と言っただけで、NK細胞などの免疫細胞はグンと増える。その理由は「知覚情報は、情報を調整する大脳辺縁系への入口にあたる扁桃体《へんとうたい》へ伝えられ、扁桃体《へんとうたい》は記憶情報を使いながら、各刺激に対してどのように感情的に反応すべきかを決めます。このとき『不快』と扁桃体が判断したときは、すぐ側にある自律神経の中枢の視床下部に刺激が伝わり、心拍数が上昇したり、血管が収縮したり、血糖が上昇するといった交感神経緊張の反応が生じます」（矢山利彦医師矢山クリニック院長）。

逆に「ありがとう」といえば「快感」と扁桃体が判断して、「不快」と、まったく反対の副交感神経が優位のゆったりとした体調になる（図7）。

「不快ホルモン」はアドレナリン。「快感ホルモン」は**エンドルフィン。心の持ち方一つで、どちらが出るか、きまってしまう。**

「ありがとう」と言っただけで体調が向上する。こういえば、たいていのひとは「何をでたらめな」とか「迷信だろう」とあざ笑うはず。しかし、これは医学的にも立証されているのです。だから、「笑いグセ」とともに「**感謝グセ」をつけましょう。なにか、嫌なことがあっても「ああ、ありがたい」と思うクセをつけたい。**するとエンドルフィンが常に出続けて、いつも気分よく過ごせます。

まず、食べかたを変えれば寿命はのびる

●「マクガバン報告」と「チャイナ・スタディ」

「食」という字は「人」を「良く」する、と書く。

だから、日々「良い」ものを食べれば、よい人生を送れることになる。

よい食生活とは、良いものを、良いときに、良い量だけ食べることである。

そこで、頭に入れておいて欲しいのは、近代栄養学が根本からまちがっていた、という驚きの

真実……。それは1977年、米「マクガバン報告」(M報告)、1983年、スタートした「チャイナ・プロジェクト」などの報告で明らかにされた。

前者は米上院栄養問題特別委員会の報告で、5000ページにたっする。人類が行った「栄養と健康」に関する研究では最高峰と言われています。後者も、それに比肩する調査で、中国とアメリカとの栄養と健康比較、さらに実証実験を行ったもの。その報告書が『チャイナ・スタディ』(T・コリン・キャンベル他著)。

いずれも人類史上における空前絶後の研究報告でありながら、いずれも悲劇の道をたどります。「マクガバン報告」の結論は、アメリカをはじめ、先進諸国の食事は、きわめて酷《ひど》いものになっていた、という痛恨の反省で満たされています。**豊かだと信じてきた文明国の食事が、粗末にみえる非文明国の食事より、はるかに劣っていた！ 逆に欧米諸国が軽蔑し、見下してきた、アジアやアフリカ諸国の伝統食のほうが、健康面ではるかに優れていた、という衝撃の結果が出たのです。**

●カロリー、蛋白、脂肪、砂糖、精白の〝5高食〟

欧米先進国のまちがった食事とは、一言でいえば〝5高食品〟です。①高カロリー、②高たんぱく、③高脂肪、④高砂糖、⑤高精白の食品群。それが、先進国に多いガン、心臓病、糖尿病、肥満、脳卒中、精神異常などの悲劇の元凶だった、と結論づけたのです。

「マクガバン報告」はアメリカ人に、即、食事を改めることを提案しています。そこで興味深いのは、同委員会が「もっとも理想的」なその御手本とすべき食事として例をあげたのが、なんと「日本の伝統食」だったのです。さらに、M報告は結論として「**アメリカ人は、食べる量を半分にすれば、悩みの様々な病気からも解放され、国民医療費も激減する**」**と国民にアピール**した。かくしてアメリカ人は健康でスリムでハッピーになれた、はずだった。しかし、結論はまったく反対だった。それは全米の食品業者たちが激怒したからだ。農業団体も医療業界も猛反発した。これら業界からの広告料でうるおうマスコミまでも敵に回った。こうして、同報告を指揮したマクガバン上院議員は政治生命を絶たれた。

同報告は封印され、闇の奥に葬られた。ついで「疫学調査のグランプリ」と絶賛された「チャイナ・プロジェクト」も同じ運命の憂き目をたどった。

その報告内容が、M報告をさらにしのいで衝撃的だったからだ。米中で10億円近い巨費を投じた大規模研究なのに、その報告書『チャイナ・スタディ』は、同様に抹殺された。

動物たんぱくは史上最悪の発ガン物質だった

●動物たんぱくは植物の8倍も発ガン

その弾圧に1人抵抗して出版にこぎ着けたのがキャンベル博士。邦題がその過酷な運命を物語る。『葬られた「第二のマクガバン報告」』（グスコー出版）。

その内容は近代栄養学を、根底から覆《くつがえ》す破壊力をもっていた。

一言でいえば「動物たんぱくこそが、史上最悪の発ガン物質だった！」というもの。この結論に、近代栄養学は根底から吹き飛ばされ、崩壊してしまう。

しかし、キャンベル博士らは実験でそれを証明した。まず、高たんぱく信仰は、根底から覆された。**食事の全カロリー中に占めるたんぱく割合を10％から20％にしただけで、ガンは11倍に激増している**（グラフ7）。

たんぱくの中でも最悪が、動物たんぱくだった。**20％に増やすと牛乳たんぱく**（カゼイン）は、**小麦たんぱく**（グルテン）**の8倍発ガンしている**（グラフ7）。

強烈な発ガン物質「アフラトキシン」を投与したネズミも**たんぱく5％で、まったく発ガンせず、20％では約20倍もガン病巣は増殖した**（グラフ7）。

グラフ7　たんぱく質2倍にしたらガンが11倍に激増した！

異なった食事タンパク質量による病巣成長促進状況

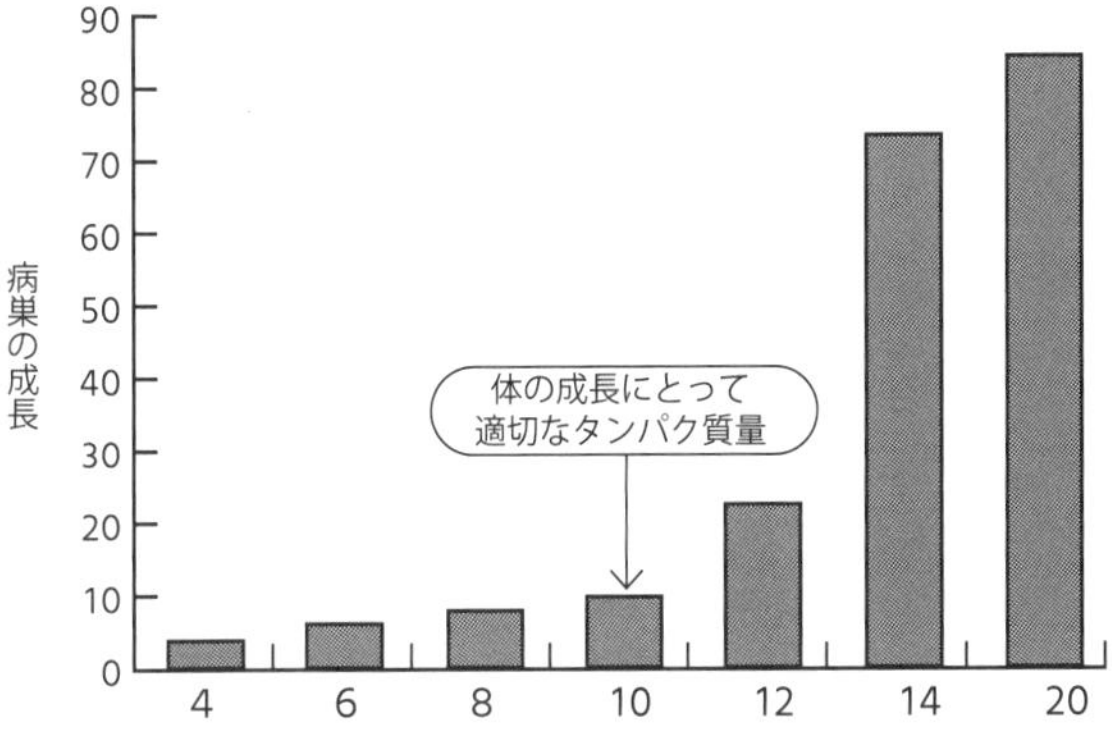

（注）総摂取カロリーに対するタンパク質の割合が10%を超えると、「病巣の成長度」は急上昇します。

動物たんぱくで植物たんぱくの8倍も発ガンした

タンパク質の種類と病巣反応

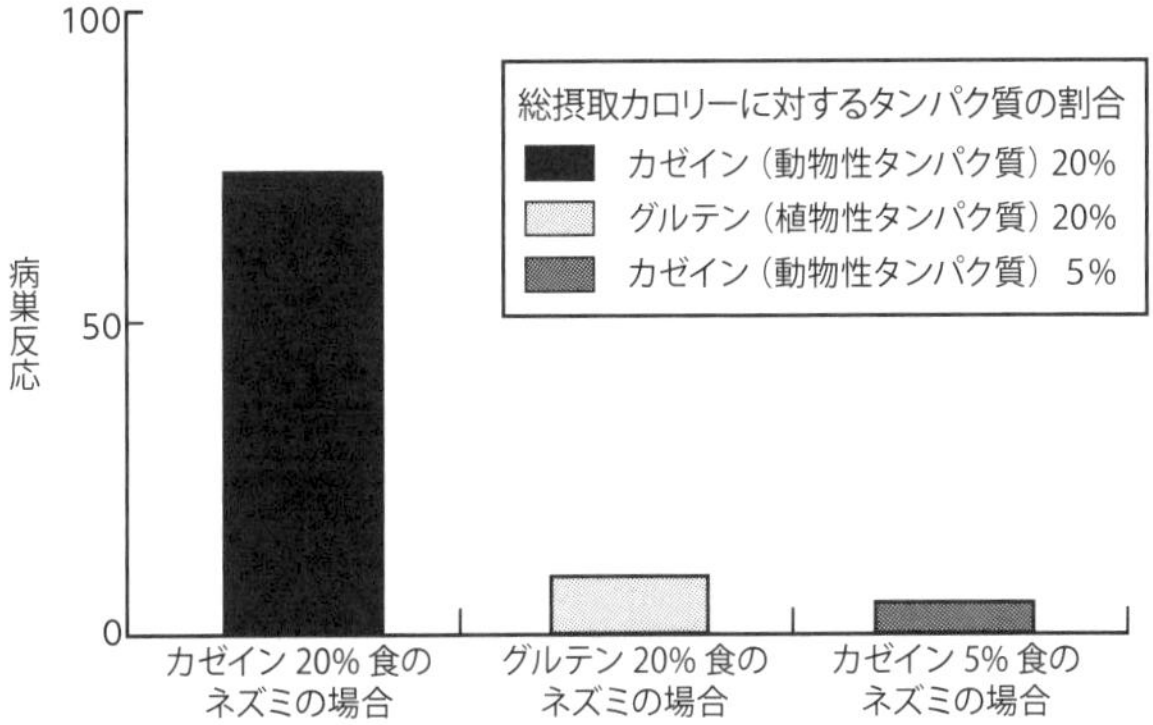

（注）植物性タンパク質（グルテン）では、その摂取量がカロリーの20%でも、動物性タンパク質（カゼイン）20%食のように、ガンの増殖を促進することはほとんどなかったことがわかります。
（出典：「葬られた「第二のマクガバン報告」）

●低たんぱくで免疫力アップ、寿命5倍

こうして、動物たんぱくは、ガンを激増させる最悪の発ガン物質であることが立証されたのです。この驚愕的真実は、アメリカの酪農や畜産農業さらには食品産業を根底から破壊するほどの内容でした。だから、米政府はこの報告を徹底的に弾圧、封印したのです。邦題が、そのすべてを物語っています。

「たんぱく質が足りないよ！」これは、かつての日本のテレビCM。じつは、たんぱく質信仰こそ、文明諸国でガンを多発させる最大原因だったのです。

高たんぱく食は、ガンを増やす他、免疫力を低下させる。

それを発見したのが安保徹教授（前出）。ネズミの実験で、全カロリー中のたんぱくを10％前後にすると、高たんぱく群より5倍も長生きすることを証明した。

「これは、ちょうど食事療法などでいただく玄米菜食と同じレベルです。それが、実は理想食であることが、証明されたのです」（安保教授）。

全人類がだまされた！　偽《いつわ》りのフォイト栄養学

●軍部、食肉業界を背景に「肉を食え！」

19世紀後半、近代栄養学の祖とされるのがフォイト栄養学。フォイトはミュンヘン大学に45年

間君臨した重鎮。かれが唱えた栄養学は「**肉、牛乳、卵など動物たんぱくは栄養価が高いのでおおいに食すように。炭水化物は栄養価が低いので控えるべき**」と肉食信仰をあおった。

そして、当時のドイツ成人は、たんぱくは一日48グラムで十分であることを知りながら、「118グラム摂るべし」と発表した。その背景に食肉などの食品業界、さらにドイツ軍部が絡んでいたのはまちがいない。**フォイト栄養学は「医学的、科学的、統計的に何の検証も受けていない」と後の学者に徹底的に批判されている。「それは、フォイトの空想の産物」とまで酷評されていながら、その栄養学は近代栄養学から現代栄養学へと、ひきつがれてきた。**

つまり、個人の空想の産物が、いつのまにか、現代栄養学の金科玉条《きんかぎょくじょう》に化けてしまったのです。

その背景には、軍国主義、帝国主義が存在する、とわたしは確信する。

肉食は、菜食にくらべて身体を急激に肥育させる。さらに、体液は酸性に傾くことから、攻撃的になる。これはドイツ帝国軍部の要請にかなっていた。かくして、フォイトの〝偽りの栄養学〟は、帝国主義の台頭と軌を一にして全世界に熱病のように広まっていった。こうして、全人類がこの虚妄《きょもう》の栄養学者に洗脳されてしまった。

それを、科学的に批判する「マクガバン報告」「チャイナ・スタディ」は、いずれも巨大な力で圧殺された。しかし、勇気あるジャーナリスト、学者により、その内容は伝えられてきた。「マクガバン報告」は『いまの食生活では早死にする』（経済界）、『アメリカ食は早死にする』（花伝社拙著）で、知ることができる。

ウィルヒョウ医学「ガン無限増殖論」もペテンだった

●ガン細胞は患者を殺すまで無限増殖？

もう1人。Ａ級戦犯のドイツ人学者の名前をあげなければならない。

血液生理学者ウィルヒョウは、19世紀のドイツ医学の最高峰に君臨した。強大な政治力をもち、その理論をドイツ医学の金字塔とした。それがウィルヒョウの「ガン無限増殖論」**である。ひとたびガン細胞が生まれると、それは宿主《しゅくしゅ》である患者を殺すまで増殖を続ける、**というもの。このウィルヒョウ理論は、いまだ現代医学の中枢をしめている。

しかし、読者は首をかしげるはずだ。人間の体内では、だれでも毎日平均約５０００個のガン細胞が生まれていることが証明されている。ウィルヒョウは一つでもガン細胞が生まれたら無限増殖して患者を殺す——という。なのに、毎日５０００個だ。**人類は１００万年まえに絶滅していてもおかしくない。**なぜ、ガン細胞が毎日、何千と生まれているのに、われわれは健康でいられるのか？　それは、免疫細胞のＮＫ細胞等が体内をパトロールしてガン細胞を攻撃してくれているからだ。

●免疫細胞の存在を知らなかった重鎮

このＮＫ細胞が発見されたのは、わずか35年前。ウィルヒョウ理論が発表されたのは約１５０年前。彼はこの免疫細胞の存在すら知らなかった！　現代の栄養学者たちが偽りのフォイト栄養学を信奉しているのと同様に、現代の医学者たちは偽りのウィルヒョウ理論を、いまだ金科玉条《きんかぎょくじょう》のごとく崇《あが》めている。

まさに、醜悪無比の喜劇……。現代の栄養学も医学も、その大本が虚妄とペテンに塗《まみ》れていたのです。虚妄の上にいくら豪華荘厳の建造物を築こうが、土台が虚構なのだから、建物自体が虚妄の存在でしかない。この近代栄養学、近代医学という名の目のくらむ詐術にどうか気づいてください。

動物食品を制限したら生存率２・３倍も増えた！

●8年後、制限組は2・3倍も生存

以上の事実から、正しい食事のありかたが、はっきり見えてきます。

それは、植物性食品を全体食（ホールフード）として、腹６分ほどいただく食生活です。はやくいえばベジタリズム（菜食主義）の暮らしです。「うまいものを食わなくて、何の人生だ！」と、怒りの声すら聞こえてきます。あとは、それぞれの価値感によって、生き方、つまりライフ・スタイルを決めればよろしい。ただし、正しい知識だけは、身につけて欲しい。あなたが、望むすこやかで快適な長寿は、誤った食（偽りの栄養学）への気づきと、正しい食（理想の栄養学）の実践なくしては、得られないからだ。

（グラフ8）は食事療法を実行したグループと、普通のアメリカ食グループとの生存率の比較。これはS・モリソン博士の治療実験。１００人の心臓発作生存者を50人ずつ、二つのグループに分けた。「制限食グループ」（A）と「アメリカ普通食グループ」（B）。A組は「脂肪とコレステロールの摂取量が減らされた」「ごく少量の肉が1日2回許されただけ」。食事療法グループAは、次の食品が禁じられた。クリームスープ、豚肉、脂肪の多い肉、動物性脂肪、全乳、クリーム、バター、卵黄など。

「この革新的な食事プログラムは、次のような成果を上げることができた。

▼8年後：普通のアメリカ人の食事をしていた50人のうち、生存者は12人（24％）だけだったが、食品制限組では、28人（56％）が生存していた。食品制限をしなかったグループより生存者は2・3倍も多かった（『葬られた「第二のマクガバン報告」』中巻より）。

●アメリカ食組は全滅、制限組38％生存

▼12年後：普通食組では、すべての患者が亡くなったのに対し、食品制限組では、19人がなおも生きており、その生存率は38％だった」（キャンベル博士）。

グラフ8　モリソン博士による治療患者の生存率

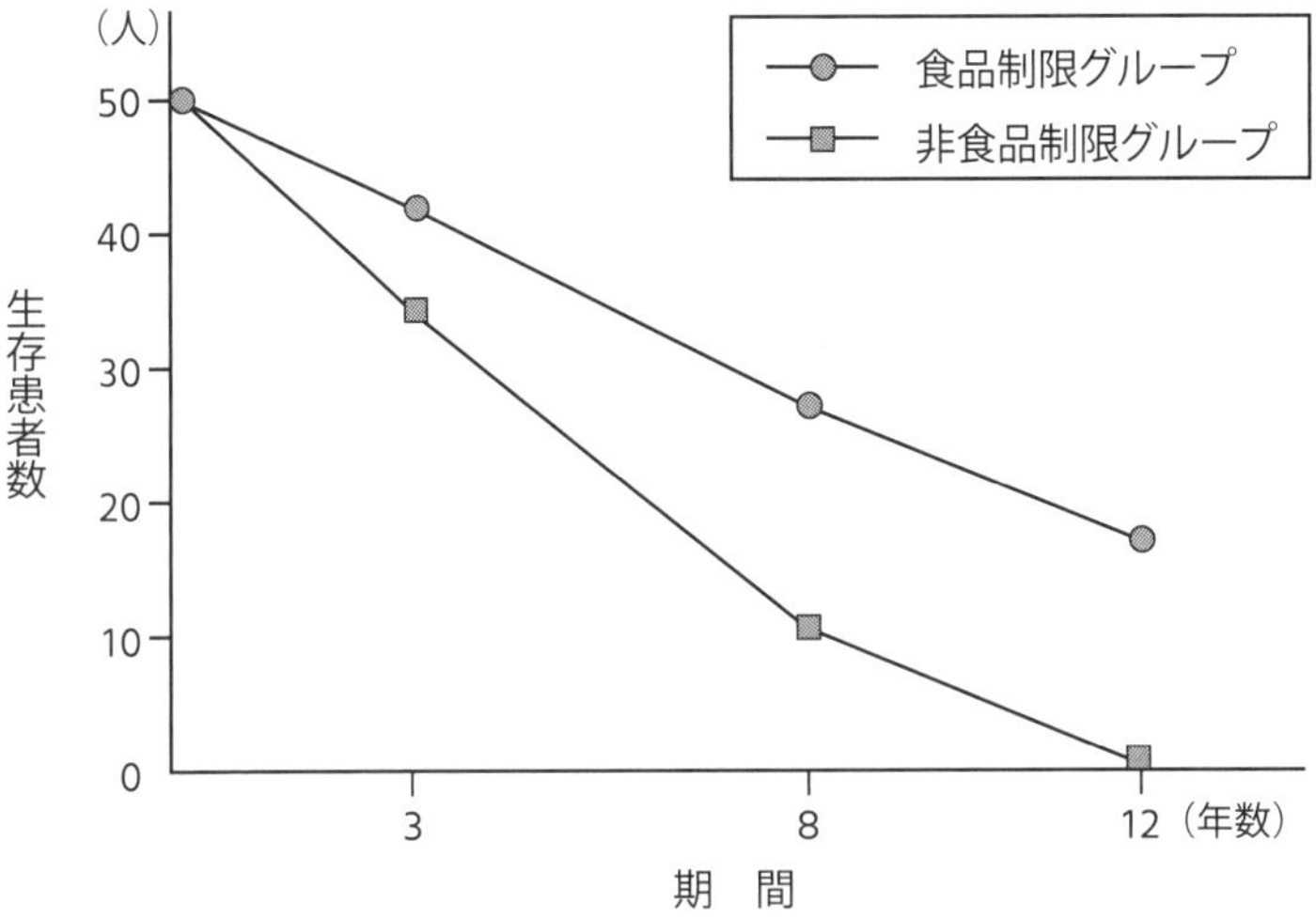

（注）この図は心臓発作を起こした患者の生存率ですが、発作後の食生活に制限を加えたグループ（平均的アメリカ人の食事よりも動物性食品の量が少ない食事）50 人と制限を加えないグル ープ 50 人とに分け、12 年間にわたる各グループの生存者数を比較したものです。

■ 12 年後、普通食組は全員死んだ。制限食組は 38% 生存！

博士はこう指摘する。

「食品制限組でも、多くの人が亡くなったことは残念だが、かれらは動物性食品の量を減らし、植物性食品をより多く食べることによって、自分たちの（心臓病の）病気の進行を食い止めていたのである」

さて、もういちど、おたずねします。食べたいだけ食べて早死にする人生と、健康で快適に長生きする人生……どちらを選びますか？

自然住宅のすすめ……危険な住まいは、家族の命を縮める！

●459種類の有毒化学物質漬け

不自然な食事は、不自然な体調つまり病気をひきおこす。

同様に、不自然な住まいも、病気の原因となる。不自然な住宅のさいたるものが、化学住宅だろう。その典型は目の前にゴロゴロある。

テレビや新聞でCMしているハウスメーカーの住宅がそれだ。みんな、有毒化学物質たっぷりの化学住宅だ。

有名大手メーカーならだいじょうぶ、とサッカクしている消費者がほとんどだ。しかし、これら**メーカー・ハウスは有毒化学物質たっぷりの〝化け物〟住宅なのだ。住宅が化学物質まみれで**

あることを日本人は知らされていない。

住宅建築に使われる化学物質は、なんと459種類にのぼる（『建築に使われる化学物質事典』風土社より）。それは①接着剤、②防腐剤、③防蟻《ぼうぎ》剤、④殺虫剤、⑤防カビ剤、⑥燻蒸《くんじょう》剤、⑦断熱材、⑧溶剤、⑨洗浄剤、⑩潤滑剤、⑪塗料、⑫剥離《はくり》剤……などなど。あげていたらキリがない。

●多くに「発ガン性」「神経毒性」

これらの多くが「発ガン性」「神経毒性」の猛毒なのだ。人間が24時間、起居する住宅に、これら猛毒物質の使用が認められていることじたい、わたしは信じられない。また、そこに何も知らずに住んでいる人の感覚をうたがう。

わたしは奥武蔵の渓流沿いに自然住宅を建てて住んでいる。

だから、新築住宅に入るとたちまち、頭が痛くなる。

リフォームしたてのマンションなど入り口から、一歩入っただけで頭の芯がズキズキしてくる。そのような部屋に寝起きしていたら、神経も体調も冒《おか》されて当然だ。

室内空気に漂うのは発ガン性、**神経毒性のある〝毒の霧〟なのだ。異様な虐待や親族殺人など悲惨なニュースが絶えない。しかし、こんな「毒の館」に住んでいれば、神経が冒されないほうが不思議だ。**

●不眠、頭痛、意識喪失、発ガン

たとえばマンションのリフォームには塗替えで塗料が使われる。

そこに溶剤としてテトラクロロエチレンが配合されている。

その■毒性症状――▼〈短期〉：眼、皮膚、気道への刺激、強い麻酔作用がある。吸入・経口摂取により、めまい、頭痛、吐き気、嗜眠《しみん》、脱力感、腹痛、化学性肺炎……。重症の場合は、不眠、記憶力低下、歩行障害、意識喪失、肺水種などを起こす。中枢神経への影響、呼吸不全、意識低下、皮膚の乾燥・発赤（赤くなる）、目の発赤、痛み。

▼〈長期〉：皮膚炎、中枢神経系への影響、記憶障害、集中力低下。肝臓・腎臓・粘膜への影響。

▼発ガン性：「人に対して恐らく発ガン性を示す」。国際評価（ＩＡＲＣ５段階分類２Ａ）。

一読して、あなたは暗澹《あんたん》としたはずだ。このような有毒化学物質が、なんと４００種類以上も住宅に、密かに使われており、それが合法だというから、呆れ果てる。最近、新築の議員会館が「ひどいシックハウスだ！」と、当の国会議員から苦情が噴出した。日本の食生活は狂っているが、建築もまた、このように根本から狂っている。

コンクリート住宅は心身が狂い9年早死にする

●コンクリ巣箱でネズミは12倍死ぬ

建築で恐ろしいのは化学物質だけではない。

マンションや団地など集合住宅は鉄筋コンクリート製だ。そのコンクリート・ストレスも、何も知らない住民の健康、生命、精神を蝕《むしば》んでいる。

島根大学（総合理工学部）の中尾哲也教授は、木造住宅の住民と、これらコンクリート住宅の住民の平均死亡年齢を比較調査して愕然とする。コンクリート住宅群のほうが、約9年も早死にしていたのだ。つまり、団地、マンション住民は、木造戸建の住民より9年も早く死ぬことになる。コンクリート住宅が寿命を縮める最大原因は、建材のコンクリートが体熱を奪うからだ。静岡大学農学部がおこなったネズミの実験がコンクリート建築の怖さを物語る。**ネズミの赤ちゃんを木製A、金属製B、コンクリート製Cの3つの巣箱で育てて観察した結果は衝撃的。生存率は木製A：85％、金属製B：41％、コンクリート製C：7％だった。なんとコンクリート巣箱の生存率は、木製の12分の1以下だったのだ。**コンクリートで体熱を奪われたネズミの赤ちゃんはバタバタと死んでいった（グラフ9上）。

コンクリートは直接、触れなくて体熱を奪う。冷輻射《れいふくしゃ》と呼ばれる現象だ。

さらに、戦慄するのはコンクリートが精神行動に与える影響だ。

●コンクリート校舎でイライラ7倍、頭痛16倍

ネズミの実験で生き残った7％が成長して、メスが妊娠出産したとき研究者は凍り付いた。メスネズミは生まれたわが子をかみ殺して食べてしまったのだ。オスは他の群れに移すと、ほかのネズミに襲いかかって血まみれにした。

コンクリートの巣箱で育つと、精神も冒されてしまうのだ。わたしは、昨今多発する猟奇的事件の背景に、これらコンクリート・ストレスが潜んでいると確信する。

コンクリート・ストレスの最大悲劇が、コンクリート校舎だ。ネズミですら逃げ出すコンクリートの建物に政府は、子どもたちを強制的に収容している。

木造校舎の生徒たちにくらべてコンクリート校舎の子どもたちは、イライラする7倍、頭痛16倍、腹痛5倍、疲労3倍と、惨澹《さんたん》たるありさまだ。

生徒も、先生も、コンクリート校舎による冷輻射ストレスで、疲れはてている（グラフ9下）。しかし、政府も建築業界もコンクリート・ストレスの存在すら認めない。それは、巨大なコンクリート利権が徹底的な口止めをしているからだ。

それは「マクガバン報告」「チャイナ・スタディ」を食肉などの食品産業が圧殺したのと同じ。すべては、人の命より金儲けなのだ。なんと恐ろしいクニなのだろう（拙著『コンクリート住

グラフ9 生存率「木の巣箱」85%、「コンクリート」7%…！

飼育箱の素材別、ネズミの生存率比較実験（静岡大学）

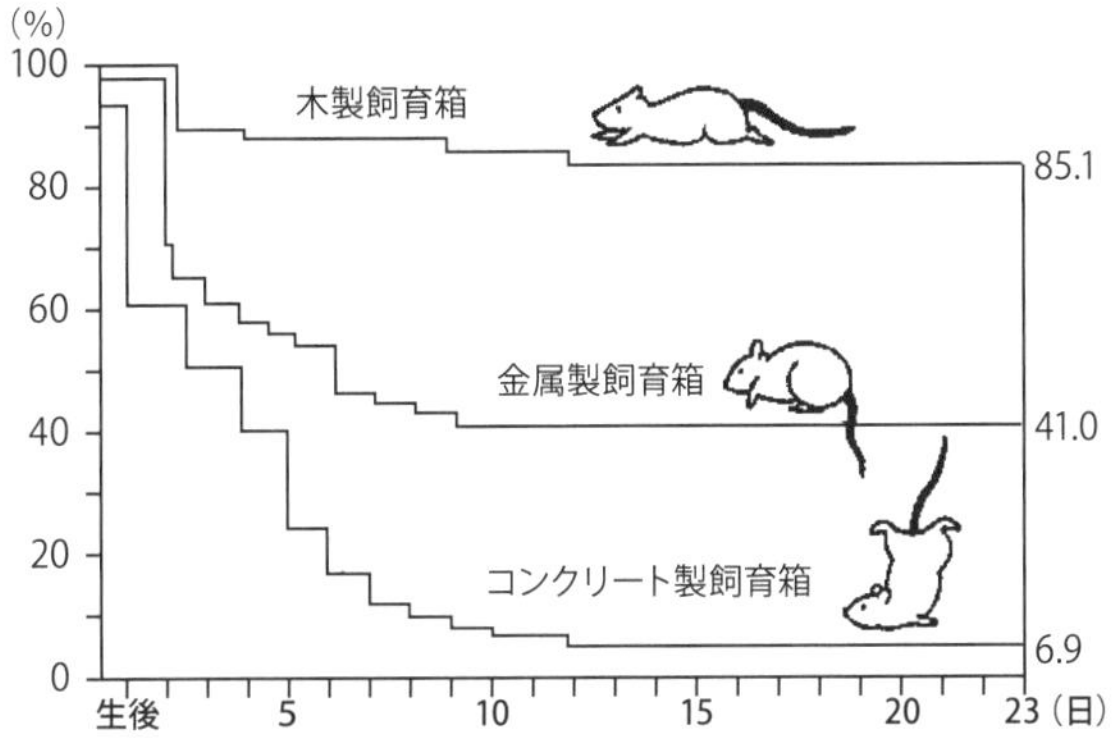

鉄筋コンクリート校舎で、教師もイライラ、うつうつ、ぐったり……

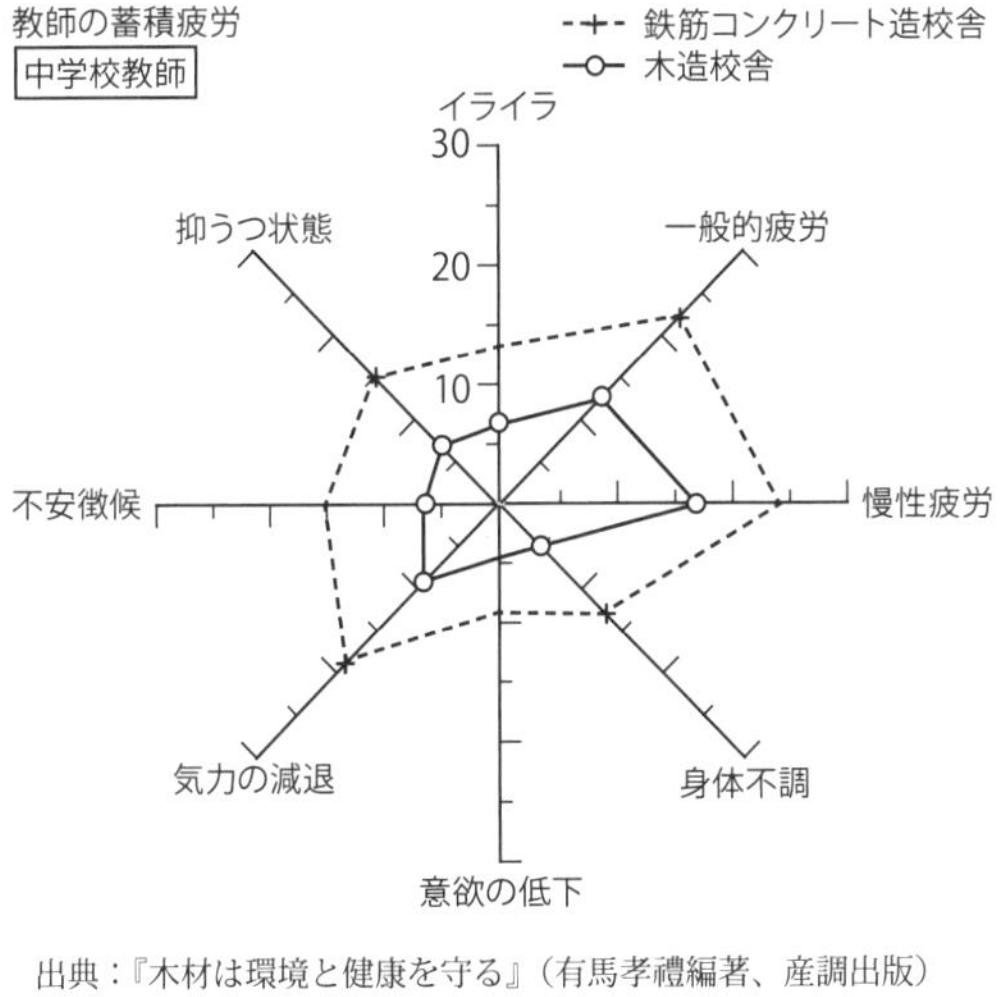

出典：『木材は環境と健康を守る』（有馬孝禮編著、産調出版）

宅は9年早死にする』リヨン社参照)。

住宅に潜む〝人類最後の公害〟――電磁波汚染

●遺伝子損傷や神経ホルモン異常

最後に住宅に隠されたストレスが電磁波被ばくだ。

電磁波とは、文字通り電気と磁気の波だ。それはエネルギーをもち、ほとんどどんなものでも通過する。そのときに生体にさまざまな害作用をおよぼす。たとえば、DNAは二重のらせん構造で、間に無数の塩基がハシゴのように連なっている。細胞分裂では、これらが分離して、再結合する。そのとき電磁波を被ばくすると、その波動エネルギーで遺伝子の塩基は正常位置に再結合できず、遺伝子損傷により、発ガン、奇形、難病などが生じる。電磁波エネルギーを浴びたイオン粒子などは、そのエネルギーを吸収して回転運動、らせん運動などを始める(サイクロトロン共鳴現象)。

そのため神経細胞からカルシウム溶出など異常反応が起こり、神経ホルモン異常、精神障害、異常行動などの症状が現れる。

●あらゆる人工的電磁波は有害（ベッカー博士）

電磁生体学の世界的権威ロバート・ベッカー博士（ニューヨーク州立大）はこう警告する。

「あらゆる異常な人工的電磁波は、すべて生体に危険である」

そして、次のような10の害作用をおよぼす。

①成長細胞に悪影響を与える。
②ガン細胞の成長を促進する。
③明らかに、発ガン性がある。
④胎児に発育異常を引起こす。
⑤神経化学物質を変化させる。
⑥自殺など異常行動を起こす。
⑦生体のリズムを、狂わせる。
⑧様々なストレスを引起こす。
⑨免疫力を低下、弱らせる。
⑩学習能力を低下させる。

——これらはすべて詳細な論文によって因果関係も論証されている。

にも、かかわらず、日本政府は「電磁波の有害性を証明する研究が〝見つからない〟」という。

すでに有害研究論文は、世界で一万件を軽く超える。

なのに〝見つからない〟とは……！　政府の役人は電力会社などの圧力に怯《おび》えているのだ。栄養学者たちが食肉産業の圧力に怯えているのと同じ構造だ（拙著『あぶない電磁波！』三一新書他参照）。

●脳腫瘍10・6倍、白血病4・7倍

ベッカー博士は、電磁波の「安全基準」として、電気製品は1ミリガウス。居住地域0・1ミリガウスを提案している。「ただし、これで完全に安全というのではない。リスク（危険）とベネフィト（利便）のかねあいで妥協した数値である」（ベッカー博士）。

電磁波被ばくが3～4ミリガウスを超えると、明らかに子どものガンが急増している。日本政府の研究（国立環境研究所）でも、4ミリガウスを超えると子どもの脳しゅよう10・6倍、白血病4・7倍と、恐怖の発症率をしめしている（グラフ10）。

電磁波は、別名〝電気のゴミ〟と呼ばれる。

電気をつかえば、必ず発生する。だから、完全に電磁波を避けることは非常に難しい。しかし、距離の2～3乗に反比例して急激に弱くなる。

さらに電磁波の害は「時間」×「強度」で現れる。よって、被ばく時間を短くし、距離をとる。これで、そうとう被ばくを減らせる。

たとえば、携帯電話はイヤホンマイク使用でリスクは約20分の1に減らせる。

グラフ 10　わずか3～4ミリガウス超で子どものガンが激増する

強い電磁波で小児がん発症率が急増！

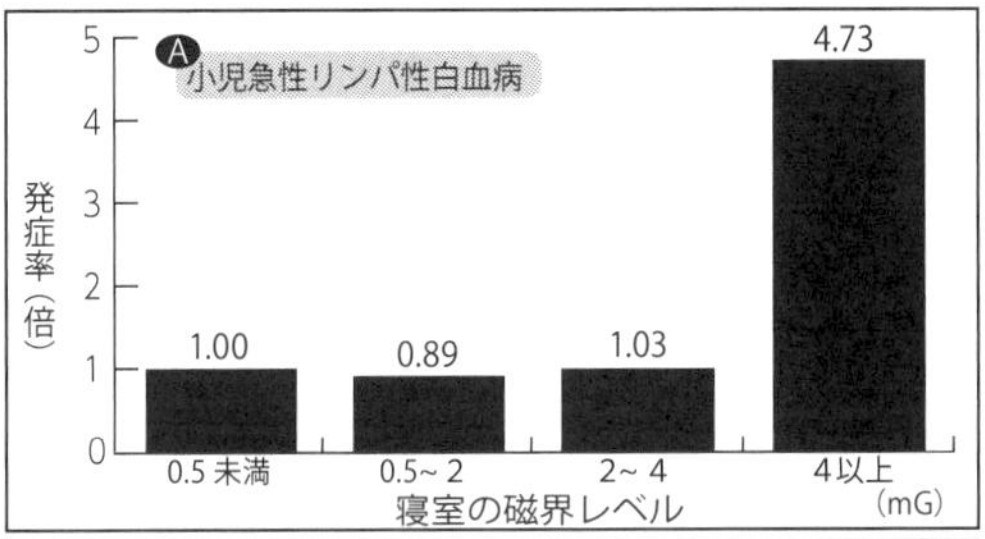

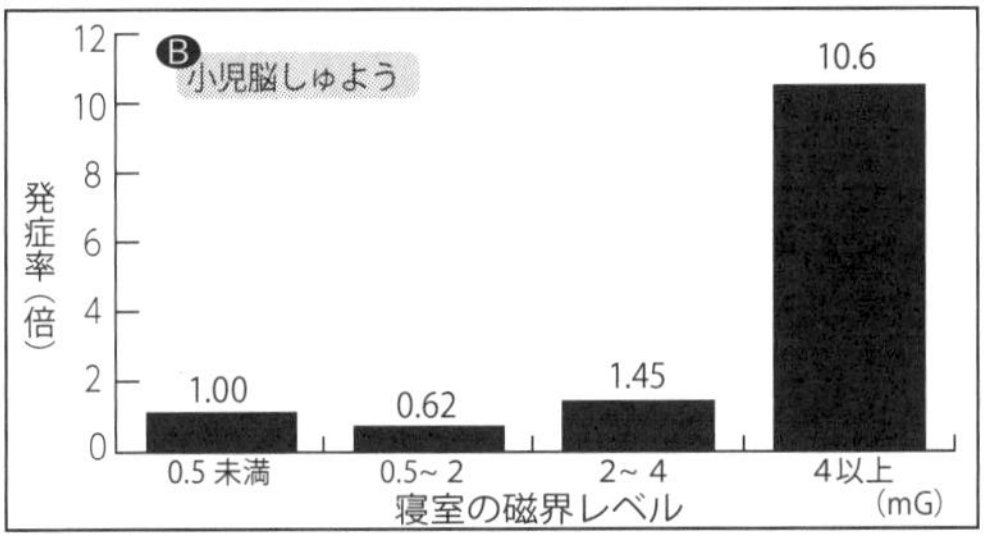

送電線の磁場強度と小児ガンの増加率

ガンの種類	磁場強度	増加率（倍）
①白血病	1mG 以上	1.0
	2.5mG 以上	1.5
	4mG 以上	6.0
②中枢神経腫瘍	1mG 以上	1.0
	2.5mG 以上	1.0
	4mG 以上	6.0
③悪性リンパ腫	1mG 以上	5.0
	2.5mG 以上	5.0
	4mG 以上	5.0
3腫瘍合計	1mG 以上	1.4
	2.5mG 以上	1.5
	4mG 以上	5.6

北欧三ヶ国合同の「ノルディック報告」（1993 年：オルセン博士ら）

●電気床暖房やホットカーペットの狂気

もっとも危険なのは「距離」をおけない送電線からの電磁波被ばく。**「室内が10ミリガウスを超えたらただちに引っ越しなさい。危険すぎる」**。これがベッカー博士のアドバイス。

しかし、日本では送電線の下に住宅が密集している。こんな恐怖の光景は日本だけだ。さらに、**電気床暖房やホットカーペットなど殺人商品というしかない。これらは約３００ミリガウスもの有害電磁波を放射する。部屋はさながら発ガンボックスと化す。**

しかし、そこに住む人は、体調が悪いにもかかわらず、まさか、電気床暖房などが原因だとは、夢にも思わない（拙著『ホットカーペットでガンになる』五月書房。参照）。

以上――。これまで、のべてきた様々なことに対して、あなたはただ絶句するのみでしょう。「初めて聞いた！」「マスコミは一言も書いていない！」。あたりまえです。メディアは完全にコントロールされているからです。この地球は３つの巨大な力にほぼ完全支配されています。それは石油・軍事・金融メジャーです（メジャー：巨大資本）。それは国家をもしのぐ強大な力です。かつては軍事力で世界を支配しました。現在は情報力で支配しています。すでに、人類は「操作された」〝情報〟という名前の柵の中で飼われている〝家畜〟なのです。操作された〝情報〟で人類はマインド・コントロールされ、今も生きています。

――それは、これまでのべて来た、まちがった医療、まちがった食生活、まちがった住宅にもいえます。「医・食・住」を正さないかぎり、すこやかで、生き生きとした長寿はありえない。

こうして、ふりかえると「無知ほど恐ろしいものはない」とつくづく思います。

あなたには、もっとも大切なクスリが欠けていた。

それは、真実の情報という名の〝クスリ〟なのです。

あとがき

クスリを飲むのは、人類最大の「悪習」である

この一冊は、『クスリは飲んではいけない!?』（徳間書店）の続編として書きました。

前著冒頭には高名なオックスフォード大学医学部、W・オスラー博士の言葉を掲げています。

――クスリを飲む習性は野生動物にはない。その習性は人類の最大欠点である――

まさに箴言《しんげん》というべきです。

本書の警句
――イスラエル全土で病院がストをしたら、全国死亡率が半減した。ストが解除されたら、死亡率はもとにもどった。（エルサレム埋葬協会）――

これは、その野生動物以下になり下がった人類の「愚かな結末」なのです。

最先端の白亜の近代病院のなかで、国民の半分が〝虐殺〟されている……。

これはもはや「黙示録」の世界ではないか……わたしには、そう思えてなりません。

アメリカでもっとも良心的な民衆のための名医と称えられたメンデルソン医師（前出）は「現代医学は『死のための医学』に堕落した」と痛切に告発しています。

「医者が仕事をしないと病人が減る」つまり、医者の仕事は「病人を増やすこと」と断罪。そして、こう結論づけるのです。

「現代医学は、残忍な偶像崇拝の宗教である」「わたしたちは、この宗教を打ち破らなければならない」と訴える。「……その理由は、この宗教の〝神〟と直面すればわかるだろう。**現代医学の〝神〟の正体……それは〝死神〟なのである**」(『医者が患者をだますとき』前出)。

メンデルソン医師は切々たる訴えを残して、この世を去った。その痛みに満ちた〝遺言〟に、わたしたちは耳を傾ける義務があります。

「医者の労力のかなりの部分が、人を死に至らしめる行為に費やされている。現代人は、この由々《ゆゆ》しき事実から目をそらせてはならない」「**現代医学に限っては、人の死は成長産業である。**医学雑誌を開けば、避妊、中絶、不妊手術、遺伝子診断、羊水診断、人口ゼロ成長、尊厳死、安楽死など、必ず目にするのがこれらの最新報告である。こうした医療行為が目指しているのは、生命の管理と終結である」「深く考えもせずにこんなことを礼賛している世の中は、宗教的狂乱に陥っているとしか言いようがない」「ひとびとは科学的な正当性が欠落していることに気がつかないように情報操作されている。**どの医療行為も、その本質は『死の儀式』にほかならない……」(同書)**。

このような医療現場に送り込まれる患者は〝地獄〟に足を踏み入れるのにひとしい。

わたしは、その地獄の医療現場で、日々はたらく方々の心中に思いをはせます。医師や、看護士や、薬剤師の方たちにとって、その〝虐殺〟の光景は、もはや日常茶飯となってしまっているでしょう。しかし、ひとりの人間にたちかえったとき、ふとみずからが〝死神〟に操《あやつ》られていることに気づくはずです。かれらもまた地獄の現場から救済されなければならない。

わたしたち人類は、この**悪魔的な儀式に支配された現代医学を打破して、新しい医学を確立しなければなりません**。それは生命の真の尊厳を自覚した「新医学」です。

本書が明らかにした現代医学の腐臭の荒野の先に、かならず光あふれた真の医学が存在する。

わたしは揺るぎなく確信しています。

本書もまた、その希望への道標《みちしるべ》として活《い》かしていただきたいのです。

2010年9月21日　名栗渓谷の初秋の気配を感じながら……。

船瀬俊介

（＊本書を参考とし、ガン検診・治療を受けるか否かは〝ご自身の判断〟に従ってください）

新装版に寄せて

〝詐欺〟と〝殺人〟……悪魔の医療で9割人口削減

●ワクチン〝ターボガン〟から治療死へ

森永卓郎さんが亡くなった……。

享年67歳。愛すべきキャラクターの方だった。そして、正義感の塊――。東大（経済学部）卒ながら、庶民的で少年の面影を漂わせる方だった。その彼が、自らのガンをカミングアウトした。すい臓ガンという。聞けば、その前に新型コロナワクチンを5回も接種しているという。そして……猛毒抗ガン剤……と試行錯誤を繰り返しながら、力尽きた……。

無知である。無念である。残念……としか言いようがない。

突発した彼のガンは、いわゆるワクチン接種による〝ターボガン〟にまちがいない。

〝ターボ〟とは〝加速〟という意味だ。

わたしの知人でガン専門医T医師は、その恐怖を語る。

「……膝が震えました。発見わずか数か月で〝末期〟ですよ。通常ガンの１０倍の速度です」。

まさに、森永さんの末期が、それだ……。

●75億人を殺す〝黒いピラミッド〟

わたしは、これまで数十冊のガン告発本を書いてきた。

おそらく、日本で最多であろう。その調査、取材、執筆の過程で、呆れて天を仰いだ。そして、1つの確信にいたった。これまで、日本で、いや世界で行われてきたガン治療なるものは、たんなる〝詐欺〟と〝虐殺〟に過ぎなかった。

それを巧妙に仕掛けた〝闇の勢力〟が存在する。

〝やつら〟は「地球の人口を5億人以下にする」と宣言している（ジョージア・ガイドストーン）。現在、地球人口は約80億人余り。だから、少なくとも75億人は〝処分〟する。はやくいえば〝殺す〟。まさに、悪魔の企み……というしかない。

そのとおり。〝やつら〟が信じているのは〝神〟ではない。〝悪魔〟なのだ。

その正体を明かす。（1）イルミナティ、（2）フリーメイソン、（3）ディープステート（DS）だ。

近代から現代にかけて、この黒いピラミッドが、人類社会を裏から操ってきた。

●「ワクチンは生物兵器」（WHO）

ここまで、読んで……ああ、陰謀論ネ……と鼻で笑う人がいる。わたしは、そういう人は相手にしない（時間のムダ）。

詳しくは拙著を参照してほしい（『殺されるな！』ヒカルランド他）。

そもそも、森永さんが5回も受けてしまったワクチンそのものが、人類を〝殺す〟ための生物兵器なのだ。１９７２年、ＷＨＯ（世界保健機関）も内部文書で認めている。「ワクチンは、予防接種を偽装した生物兵器である」と。

つまり、あらゆるワクチンの目的は、〝詐欺〟と〝殺人〟なのだ。

当面の目的は、９割の人口削減である……。

奇しくも抗ガン剤の目的と、見事に合致する。

それもそのはず、ワクチンや抗ガン剤など、近代医療利権を完璧に支配してきたのがロックフェラー財閥なのだ。つまりは、近代から現代にかけて世界の医療は、完全に悪魔勢力に支配されてきた。ちなみに、人類を闇支配してきた〝黒いピラミッド〟の上部〝イルミナティ〟の二大双璧はロックフェラーとロスチャイルド財閥である。

ここまで読んだ方は、驚天動地、呆然自失であろう……。

●ゼロ歳ワクチンがその子を〝殺す〟

あらゆるワクチンは「人類を殺す」ために存在する。耳を疑い、腰を抜かす人がほとんどだろう。その証拠をあげる。世界中で　ゼロ歳児に20〜30本ものワクチンが推奨、接種されている。10年の追跡調査の結果、ワクチン接種した子どもたちは、数倍から数十倍も様々な病気にかかっている。ワクチンの正体は、その子を将来〝殺す〟ために打っているのだ。

悪魔勢力は、人口を9割以上〝削減〟する、と宣言しているのだ。

コロナワクチンも、〝殺す〟ことが目的だ。

日本人は、7回、8回……打っている人もいる。そして、バタバタ死んでいる。

〝殺す〟ために打っている。〝死ぬ〟のは、あたりまえ。「ワクチン打ったら死んだ」……と驚いている人がいる。そのことに、わたしは驚いている。

国家、メディア、教育、宗教は四大〝洗脳〟装置

●ニッポン人だけお花畑の住人

『抗ガン剤で殺される』（共栄書房）など、わたしはガン治療の悪魔性を訴え続けてきた。しかし、大半の人は聞く耳をもたない。それどころか、これら告発本の存在すら知らない。知ったとしても「国はそんなこと言ってない」「NHKも報道してない」「学校で習ってない」……と、信じない。

わたしは『〝洗脳〟の超メカニズム』（ヒカルランド）で、こう書いた。

「……国家、メディア、教育、宗教は四大〝洗脳〟装置である」

つまり、これらはとっくに〝闇勢力〟黒いピラミッドにハイジャックされているのだ。アメリカのある世論調査で「テレビ、新聞を信用しますか？」の質問に〝YES〟と答えたのは、たったの5％だった。つまり、95％はマスコミを信用してない。

「……TVや新聞は、嘘をたれ流す」。これが、もはや世界の常識なのだ。

しかし、日本人だけはちがう。今も、8、9割の人々は、テレビ、新聞を〝信用〟している。まさに、世界の常識は、日本の非常識……。

日本人は、もはや……お花畑の住人……と化している。

●日本の闇400兆円、使途不明金

国家が〝洗脳〟装置と聞いて、キョトンとする人がほとんどだ。

政府は、国家予算は約110兆円と常々言っている。

しかし、これが完璧な嘘なのだ。その他、約400兆円とも言われる〝裏金〟が存在するのだ。

これが、〝特別会計〟だ。

それは、使途も金額も、国会議員ですら、チェックできない。

国の予算約8割、400兆円が、裏金で使途不明金……。その内実を、ひた隠しにしている輩がいる。それが、財務省の官僚たちだ。

その闇を果敢に暴こうとしたのが、先述の森永卓郎氏なのだ。その告発書『ザイム真理教』（三五館シンシャ）は必読だ。財務マフィアたちは、自分たちへの批判は一切許さない。その最終手口は〝暗殺〟だ……。森永氏の非業の死も、〝やつら〟がなんらかの形で関与しているのでは……と、ささやかれている。

2002年、石井紘基代議士（民主党）が自宅玄関で暴漢に惨殺された。

彼は、単独で特別会計の闇を調査、3日後に国会質問を予定していた。殺害は明らかに〝闇勢力〟による口封じである。白昼堂々の玄関での刺殺……。それは、まさに〝見せしめ〟でもあった。他の政治家もメディアも凍りついた。

以来、日本の〝裏金〟特別会計を口にすることは、タブーとなった。

●相次いだ自然療法医師たちの暗殺

同様に、ワクチンもガン治療も、言ってはいけない。聞いてはいけない。タブーである。アメリカでは1950年代から、ガン治療で抗ガン剤、放射線、手術の三大療法が法律で義務化されてきた。これ以外でのガン治療は禁止。従わないと逮捕された。現に、食事療法などの自然療法でガン治療していた医師200名ほどが〝殺された〟という。悪魔の医療マフィアは、それくらいの事はやる。

本書、冒頭の森下敬一博士の記述に注目。「日本だけで年間ガン利権は20兆円」という。世界規模なら、気の遠くなる金額になる。医療マフィアが、その利権を侵す者を許さないのは、当然だ。それは、ワクチン利権もまったく同じ。

だから、政府も、メディアも、学界も……異様な沈黙を保っているのだ。

しかし、タブーもいつかは、破られる。

38万〝ガン死〟の8割は治療〝虐殺〟だ

●日本は抗ガン剤の〝ゴミ捨て場〟

わたしは『あぶない抗ガン剤』（共栄書房）など一連著作で、その〝洗脳〟の壁に穴を開け続けてきた。そして、願いと思いは、いつか必ずかなうものだ。

■１９８５年‥「抗ガン剤は有害無益だ！」米国立ガン研究所（ＮＣＩ）のデビュタ所長は衝撃の議会証言を行った。「それ自体有毒だ。ガン細胞は、抗ガン剤の毒性で一時的に縮小する。しかし、たちまち遺伝子（ＡＤＧ）が組み替え耐性を獲得。抗ガン剤を無力化する」

■１９８５年‥米東海岸、約20医療機関リポートは決定的だ。抗ガン剤２種、３種と多剤投与組は単独投与にくらべて副作用死が7～10倍！　ガンが一時的に縮んでも5～8カ月でリバウンドし患者は死にいたる。

■１９９０年‥アメリカ政府調査機関ＯＴＡが衝撃的発表を行った。「抗ガン剤は猛毒で大量副作用死を招いている。代替療法の方がはるかに効果がある」

これは、米国政府による抗ガン剤治療の決定的な否定だ。

このＯＴＡリポート・ショックは欧米ガン治療を決定的に変えた。

欧米各国で抗ガン剤自粛の動きが急速に広がった。その結果、ナント……欧米各国の〝ガン死者〟が1990年を境に、右肩下がりで減り始めた。

これは、いうまでもなく〝ガン死〟が減ったのではなく、抗ガン剤による〝副作用死〟が、減っているのだ。

対称的に、日本だけが〝ガン死者〟がウナギ昇りで急増している。

これは、欧米で抗ガン剤が売れなくなったため、日本の市場へ抗ガン剤がなだれ込んできたからだ。いわば、日本は抗ガン剤の〝ゴミ捨て場〟と化した。

だから、日本でロケットのように激増しているのは〝ガン死〟でなく、〝抗ガン剤死〟である。

●ガン治療拒否で4倍超生きる

世界の医学界は、抗ガン剤など三大療法が、じつはガン患者を大量増産していることに気づいた。その証拠は、いくらでもある。

たとえば、カリフォルニア大学のハーディ・ジェームズ博士は、全米のガン患者平均余命を調査して驚愕事実を明らかにしている。

ガン患者で病院の三大療法を受けた患者の平均余命は、わずか3年……。

これに対して、病院に行かなかった患者の平均余命は12年6か月……。

ガン治療を受けない患者のほうが4倍以上も生きている！

つまり、3年で亡くなったガン患者は、ガンで死んだのではない。ガン治療で〝殺された〟のだ。

しかし、この決定的「ジェームズ報告」を、各国政府、メディア、学界は徹底的に黙殺し、隠蔽した。この報告を人類が知ったら、だれ1人、殺人ガン治療を受けなくなる。

すると、世界の数百兆円もの〝ガン利権〟がフッ飛んでしまう。

だから、この決定的真実を知る人は、今でもほとんどいない。

●ガン治療で免疫低下し感染死

さらに、決定的な真実がある。

日本の岡山大学付属病院に勤務するインターン医師は、奇妙な事実に気づいた。

同病院で、抗ガン剤、放射線、手術の三大療法を、いくらガン患者に施しても、患者はバタバタ死んでいく。そこで、彼は考えた。1年間に亡くなったガン患者のカルテを精査して、直接の死因をつき止めてみよう。この研究成果を博士論文にしよう。

そこで、同病院で亡くなった〝ガン患者〟の膨大カルテを徹底精査した。そこで、彼は奇妙な真実に気づく。〝ガンで亡くなった〟とされた患者の死因欄を見る。そこには、感染症がズラリ記載されている。インフルエンザ、肺炎、真菌感染……など。

つまり、ガン患者の大半は、感染症で命を落としていた。

なぜか……？　それは、患者の免疫力が極端に低下したからだ。

では、なぜ免疫力が低下してのか？　それは、抗ガン剤の猛毒で免疫細胞が壊滅したからだ。

さらに、放射線で免疫細胞が死滅した。

●80％を治療で〝殺して〟いた

つまり、患者に「よかれ」と思って施したガン治療が患者の免疫力を殺ぎ、結果的に重症感染症で死亡している。深刻な免疫力低下は、抗ガン剤、放射線などの重大副作用である。

つまり――ガンで死んだ――とされた、患者は、じつは――ガン治療で殺された――のだ。この若手医者は、その副作用死を集計して愕然とする。

「……カルテ『死因』欄に『××ガン』と書かれた患者80％の〝真の死因〟は、ガン治療そのものでした」

患者のためにと行った〝治療〟で、80％もの患者さんを、〝殺して〟いた……。

彼の衝撃は、測りしれない。このインターン医師は、この調査結果を博士論文にまとめ、医学部長の元に持参し手渡した。

この論文に目を通した学部長の手はワナワナと震え始めた。そして、突然、目の前でバリバリッと論文を引き破り投げ捨てた。

「……こ、こんなことが、明らかになったらタダですまない」

その心中の狼狽、困惑……。インターン医師は、この剣幕にただ立ち尽くすだけだった。

●〝犠牲者〟は太平洋戦争の8倍……!?

――ちなみに、現在日本の〝ガン死者〟は約38万人という。

この幻の〝岡大論文〟によれば、その80%……約30万人はガンで死んだのではない。抗ガン剤、放射線、手術などの〝ガン治療〟で虐殺されたのだ。

戦後80年……年間約30万余が〝ガン戦争〟の犠牲者となり、殺されてきた。

概算で約2400万人……太平洋戦争の犠牲者は約300万人……。その8倍近い人たちが、〝ガン戦争〟で惨たらしく虐殺されてきたことになる。

この、驚愕事実を知る日本人は、いまも皆無である……。(了)

2025年3月

船瀬俊介

■主な参考文献

▼『週刊現代』（2010／7／17・24特集）
▼『免疫革命』（安保徹著　講談社インターナショナル）
▼『希望の免疫学』（安保徹著　花伝社）
▼『薬をやめると病気は治る』（安保徹著　マキノ出版）
▼『ガンは食事で治す』（森下敬一著　ベスト新書）
▼『クスリをいっさい使わないで病気を治す本』（森下敬一著　三笠書房）
▼『クスリは飲んではいけない⁉』（船瀬俊介著　徳間書店）
▼『抗がん剤の副作用がわかる本』（近藤誠著　三省堂）
▼『がん治療「常識」のウソ』（近藤誠著　朝日新聞社）
▼『がん治療総決算』（近藤誠著　文芸春秋社）
▼『少食の実行で世界は救われる』（甲田光雄著　三五館）
▼『食べることやめました』（森美智代著　マキノ出版）
▼『抗ガン剤で殺される』（船瀬俊介著　花伝社）
▼『病院に行かずに「治す」ガン療法』（船瀬俊介著　花伝社）

▼『アメリカ食は早死にする』(船瀬俊介著　花伝社)
▼『笑いの免疫学』(船瀬俊介著　花伝社)
▼『メタボの暴走』(船瀬俊介著　花伝社)
▼『メタボの罠』(大櫛陽一著　角川SSC新書)
▼『専門医がすすめる「特定健診・メタボ」攻略法』(和田高士著　アスキー)
▼『間違いだらけの診断基準』(大櫛陽一著　太田出版)
▼『ガンで死んだら110番、愛する人は殺された』(船瀬俊介著　五月書房)
▼『葬られた「第二のマクガバン報告」』(上・中巻　T・コリン・キャンベル他著　松田麻美子訳　グスコー出版)
▼『フィット・フォー・ライフ』(ハーヴィ・ダイアモンド他著　松田麻美子訳　グスコー出版)
▼『スーパー酵素医療』(鶴見隆史著　グスコー出版)
▼『真実のガンの治しの秘策』(鶴見隆史著　中央アート出版)
▼『癒す心、治る力』(A・ワイル著　上野圭一訳　角川文庫)
▼『「病は気から」の医学』(阿部正著　光文社)
▼『ガンがゆっくり消えていく』(中山武著　草思社)
▼『ガンになったら読む10冊の本』(船瀬俊介著　花伝社)
▼『知ってはいけない!?』(正・新)(船瀬俊介著　徳間書店)

▼『自然な療法のほうがガンを治す』（今村光一編著　花伝社）
▼『コンクリート住宅は9年早死にする』（船瀬俊介著　リヨン社）
▼『こうして直すシックハウス』（船瀬俊介著　農文協）
▼『やっぱりあぶない、ＩＨ調理器』（船瀬俊介著　三五館）
▼『新装復刻版クロス・カレント』（Ｒ・Ｏ・ベッカー著　船瀬俊介訳　ヒカルランド）
▼『ドイツ波動健康法』（Ｗ・ジモン著　現代書林）
▼『安保流ピンピンコロリ術』（安保徹著　五月書房）
▼『「笑い」で奇跡がつぎつぎ起こる』（藤本憲幸著　文化創作出版）
▼『体を温める食材とレシピ』（石原結實著　日本実業出版社）

船瀬俊介　ふなせしゅんすけ

1950年、福岡県田川郡添田町生まれ。九州大学理学部を経て、早稲田大学第一文学部・社会学科卒業。学生時代から消費者・環境問題に関心を抱く。大手メディアが報じない真実に迫り、洗脳を解く情報を明らかにし、「医」「食」「住」問題を中心に、執筆、評論、講演活動を続けるジャーナリスト。

著書に『コロナと陰謀』『世界をだました5人の学者』『めざめよ！』『殺されるな！』『医者にかかると殺される?!』（ヒカルランド）、『アメリカ不正選挙2020』『コロナワクチンの恐ろしさ』共著（成甲書房）他多数。

※本書は2010年に徳間書店より出版された同書名に加筆・修正した新装版です。

　本文中の肩書・情報は、初版当時のものを使用しています。

［新装版］ガン検診は受けてはいけない！
〈死〉を招く、人間ドック、健康診断…

第一刷　2025年4月30日

著者　船瀬俊介

発行人　石井健資

発行所　株式会社ヒカルランド
〒162-0821　東京都新宿区津久戸町3-11　TH1ビル6F
電話　03-6265-0852　ファックス　03-6265-0853
http://www.hikaruland.co.jp　info@hikaruland.co.jp

振替　00180-8-496587

本文・カバー・製本　中央精版印刷株式会社

DTP　Hachiya

編集担当　Manapin

ISBN978-4-86742-492-6

キントン水 ご利用方法

キントン水は、アイソトニック、ハイパートニックともに、1 箱に容器（10mℓ／本）が 30本入っています。ご利用の際は、以下の指示に従ってください。

①ガラス製容器の両先端を、付属の円形のリムーバーではさみ、ひねるようにして折り、本体から外します。
②両端の一方を外し終えたら、本体をカップなどの上に持ってきたうえで、逆さにして、もう一方の先端を外し中身が流れ出るようにしてご利用ください。

※開封後は速やかにご利用ください。容器の先端でケガをしないよう必ずリムーバーを使用して外すようにお願いいたします。
※30本入り 1 箱は基本的にお1 人様1 か月分となりますが、用途などに応じてご利用ください。ご利用の目安としては 1 ～ 4 本程度／日となります。
※当製品は栄養補助食品であり、医薬品ではありませんので、適用量は明確に定められているものではありません。
※ミネラル成分のため、塩分摂取制限されている方でも安心してお飲みいただけます。禁忌項目はありません。

「キントン・アイソトニック」（体液に等しい濃度）

■ 11,900円（税込）

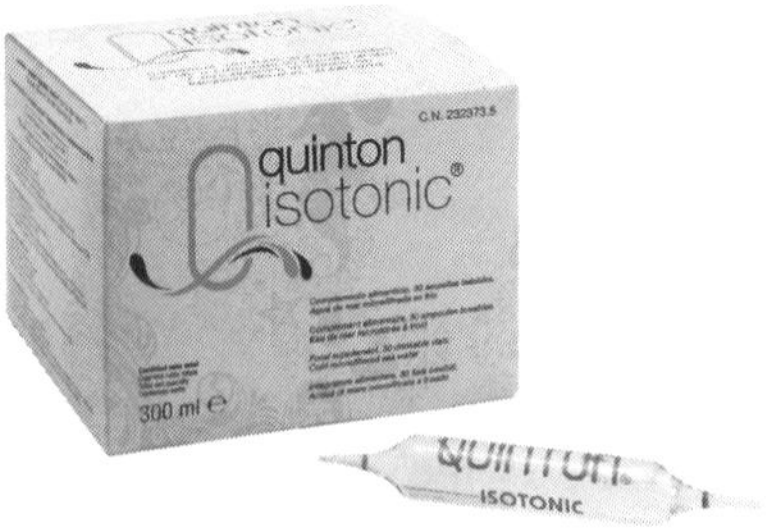

10mℓ×30本／箱
容器の素材：ガラス リムーバー付
《1 ℓあたりの栄養成分》
マグネシウム… 255mg
カルシウム… 75mg
ナトリウム… 2.000mg
カリウム…80mg
鉄…0.0005mg
亜鉛…0.143mg

海水を体液に等しい濃度に希釈調整した飲用水。全ての必須ミネラル＋微量栄養素の補給により、細胞代謝を理想的に向上させます。体内の環境を整えて、本来の生命力の働きを高めます。

疲れ、むくみ、おなか、お肌が気になる方にご活用ください。

●体の働きをあるべき状態にして安定を促します。

ヒカルランドパーク取り扱い商品に関するお問い合わせ等は
メール：info@hikarulandpark.jp　URL：https://www.hikaruland.co.jp/
03－5225－2671（平日11－17時）

＊ご案内の価格、その他情報は発行日時点のものとなります。

本といっしょに楽しむ イッテル♥ Goods&Life ヒカルランド

ルネ・カントン博士の伝説のマリンテラピー《海水療法》！
太古の叡智が記憶された キントン《QUINTON》水

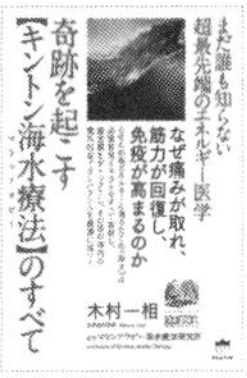

奇跡を起こす
【キントン海水療法】のすべて
著者：木村一相
協力：マリンテラピー海水療法研究所
四六ハード　2,750円（税込）

◉78種類のミネラルがバランス良く含有。

◉100%イオン化されており高い吸収効率。

◉ スパイラル（らせん渦）な海流を生む特定海域から採取。生命維持に必要なエネルギーが豊富。


【ハイパートニックとアイソトニックの違い】

ハイパートニックは、海水と同じ濃度（3.3%）で、主にミネラルの栄養補給として使われてきました。アイソトニックは、海水を珪素がふんだんに含まれた湧き水で生理食塩水と同じ濃度（0.9%）まで希釈したものです。（木村一相歯学博士談）

「キントン・ハイパートニック」（海水100%）

■ 11,900円（税込）

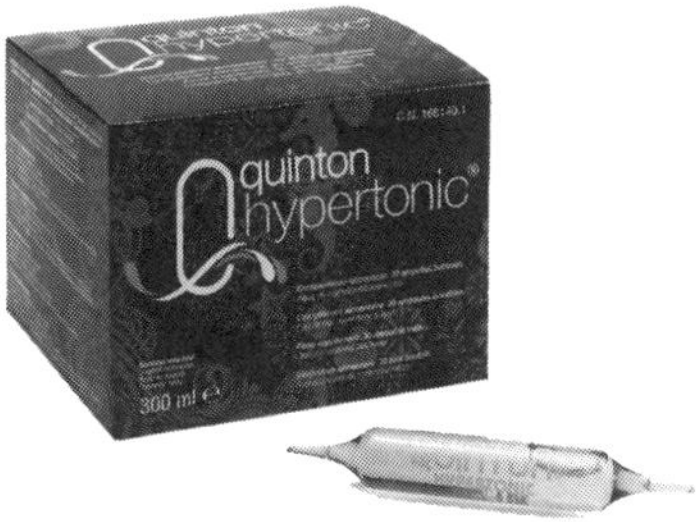

10mℓ×30本／箱
容器の素材：ガラス リムーバー付
《1ℓあたりの栄養成分》
マグネシウム…1.400mg
カルシウム…860mg
ナトリウム…10.200mg
カリウム…395mg
鉄…0.003mg
亜鉛…0.015mg

激しい消耗時などのエネルギー補給に。重い悩みがあるとき、肉体的な疲れを感じたときに活力を与えます。毎日の疲れがとれない人に、スポーツの試合や肉体労働の前後に、妊娠中のミネラルサポートなどにご活用ください。

●理想的な体液のミネラルバランスに寄与します。

商品のお求めはヒカルランドパークまで。
キントン製品の詳しい内容に関してのお問い合わせは
日本総輸入販売元：株式会社サンシナジー　http://www.originalquinton.co.jp まで。

量子HADO＋オルゴンパワー
身体も食品も植物も酸化撃退！

プレートから、もこっふわっとパワーが出る

もこふわっとは美容、健康、開運、若返りが期待できるちょっと欲張りなアイテムです。家に置いて使用しても、持ち歩いてもOK！　大きさはCDと同じ12センチ、厚みは3ミリ。アルミニウム素材で非常に軽く作られています。

ちょっと不思議な名前の「もこふわっと」は、エネルギーや波動がふわっと出ているようなイメージで、敏感な方は持っただけでパワーを感じます。長く身に付けて頂くと体感としておわかりいただけるかと思います。

もこふわっとは酸化した食品（錆びてる状態の食品）を還元作用でイキイキさせることができ、プレートの上にお茶やワインを置くと味に変化があります。食品は作る時にどうしても酸化してしまいます。でも、酸化したものを体内に入れたくないですよね。そのとき、もこふわっとで、イキイキした状態に戻してそれを食べるという使い方もできます。

もこふわっとからいつもパワーが出ており、プレートの上にお水を置いておくと、水にエネルギーがチャージされ泡が沢山つくようになります。この、もこふわっとのパワーが転写されたエネルギー水を飲んでもらうと健康にとても良いと言われています。

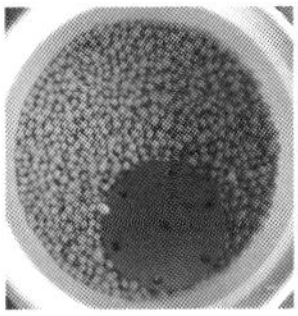

お味噌を作る大豆と一緒にいれておけば、マイルドでまろやか。あっさりした味わいの出来上がりに。

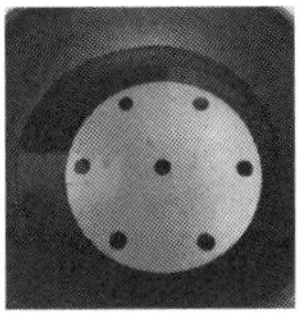

揚げ物の油に入れてもOK！油の酸化を和らげサクッと美味しく作れます。

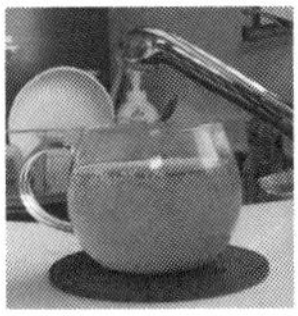

コップの下に敷いてお茶を飲むと、お茶がまろやかで深みある味に。

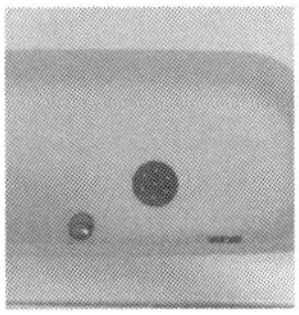

お風呂に入れると、湯冷めしにくくなります。

ヒカルランド　好評既刊！

地上の星☆ヒカルランド　銀河より届く愛と叡智の宅急便

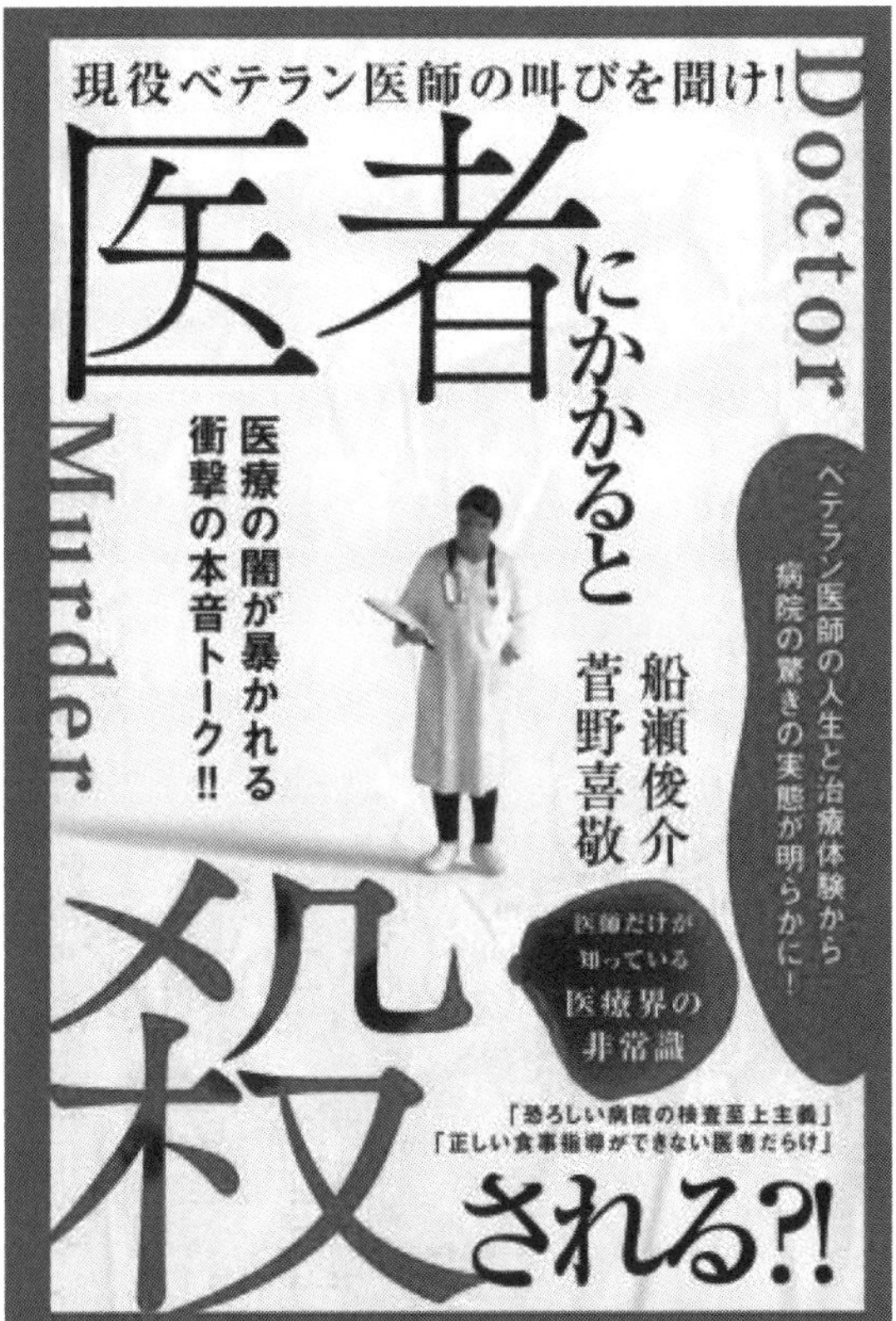

医者にかかると殺される ?!
現役ベテラン医師の叫びを聞け！
著者：船瀬 俊介／菅野 喜敬
四六ソフト　本体2,300円＋税